2022 대한부정맥학회

심방세동 환자에서 비타민 K 비의존성 경구용 항응고제 (NOAC) 사용 지침

2022 대한부정맥학회

심방세동 환자에서 비타민 K 비의존성 경구용 항응고제 (NOAC) 사용 지침

Non-vitamin K antagonist oral anticoagulant(NOAC)

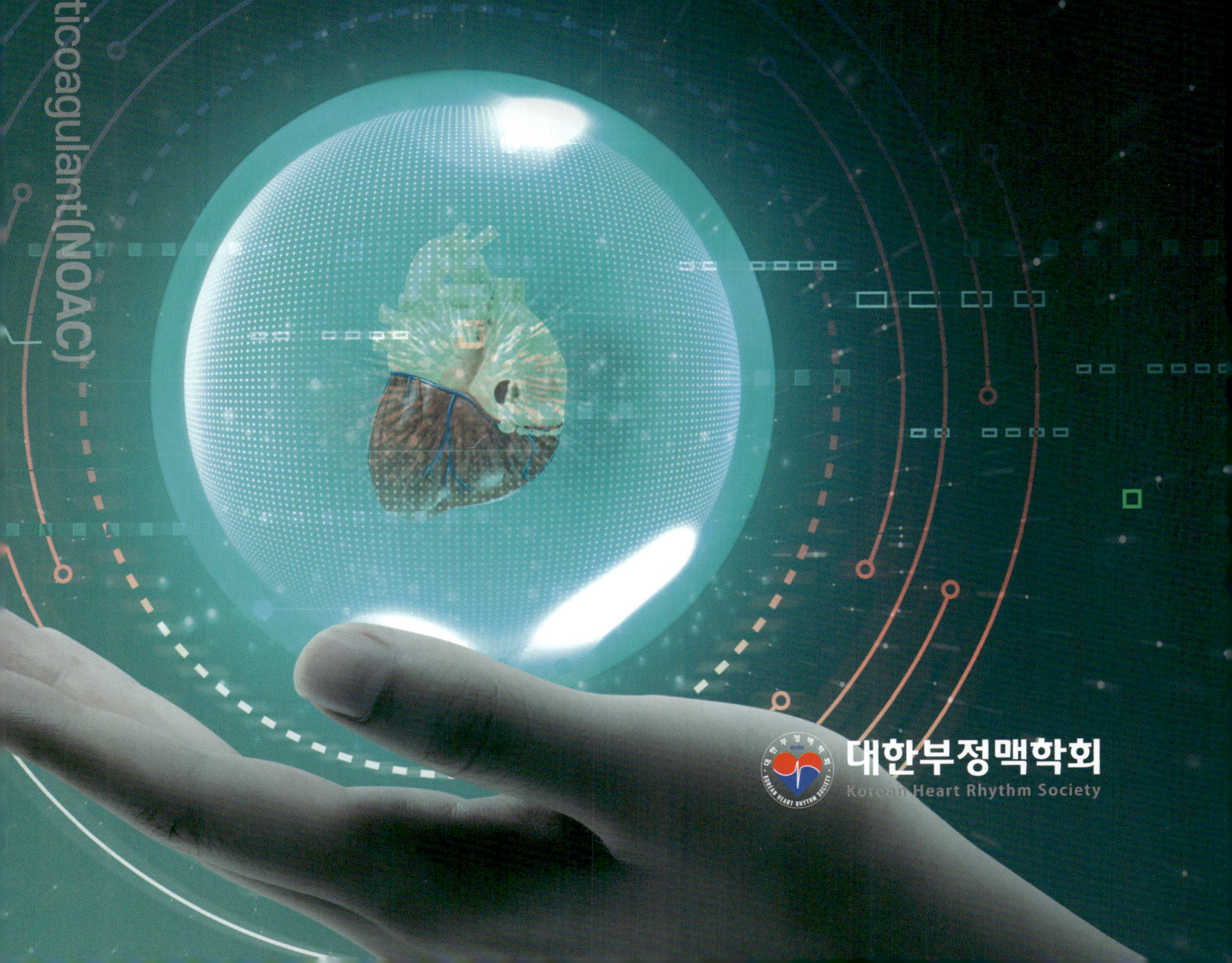

대한부정맥학회
Korean Heart Rhythm Society

심방세동 환자에서 비타민 K 비의존성 경구용 항응고제(NOAC) 사용 지침 개발위원회 및 저자

위원장

정보영 연세대학교

간 사

이기홍 전남대학교
이정명 경희대학교

위 원

강기운 중앙대학교
김 준 울산대학교
김진배 경희대학교
김태훈 연세대학교
박예민 가천대학교
박준범 이화여자대학교
박진규 한양대학교
박형욱 전남대학교
박환철 한양대학교
백용수 인하대학교
성정훈 차의과대학교
신승용 중앙대학교
심재민 고려대학교
양필성 차의과대학교
엄재선 연세대학교
유희태 연세대학교
이대인 충북대학교
이소령 서울대학교
이영수 대구가톨릭대학교
이지현 서울대학교
임우현 서울대학교
임홍의 한림대학교
차명진 울산대학교
최의근 서울대학교
최종일 고려대학교
황유미 가톨릭대학교

제약자문

정 훈·심우용·김하나 한국다이이찌산쿄
노선아·윤소라·이상탁·이혜주 한국비엠에스 제약
김태환·석혜원 바이엘 코리아

인 사 말

심방세동은 치료가 필요한 부정맥 중 가장 높은 유병율을 보이는 질환으로, 뇌졸중의 위험도를 5배 이상 증가시키며, 적절한 뇌졸중 예방 치료가 이루어지지 않을 경우, 매년 약 20명 중 1명에게서 뇌졸중이 발생한다고 알려져 있습니다. 또한 심방세동으로 인한 뇌졸중은 사망률이 높고 신경학적 합병증이 더 심한 것으로 보고되고 있어 환자의 건강 뿐만 아니라 사회경제적으로도 큰 부담이 되는 질환입니다.

적절한 항응고 요법, 특히 비타민 K 비의존성 경구용 항응고제 (이하 NOAC)를 사용하여 항응고 치료를 하는 것이 뇌졸중의 발생을 줄이는 데 큰 도움이 되고 있으나, 아직까지 일선 의료기관에서 NOAC 사용에 어려움을 겪고 있으신 의료인들이 많습니다. 또한 많은 고위험군 등 특수 환자 대상 NOAC 요법의 적절한 사용법이 불분명한 부분이 많아, 실제 임상에서 환자를 치료할 때 고민이 되는 경우가 많습니다.

따라서, 대한부정맥학회에서는 최근 새롭게 발표된 근거와 진료지침을 반영하여 "**심방세동 환자에서 비타민 K 비의존성 경구용 항응고제 (NOAC) 사용 지침**"을 출판하게 되었습니다. 본 진료지침은 대한부정맥학회 주관으로 국내의 심방세동 전문가들이 다수 참여하였으며, 특히 최근 보고된 연구 결과를 광범위하게 포함하고자 노력하였습니다. 본 진료 지침의 발간을 위해 노력해 주신 많은 분들의 노고에 특별한 감사를 드리며, 이번 진료 지침이 실제 임상 현장에서 심방세동 환자의 항응고 치료에 큰 도움이 되기를 바랍니다.

대한부정맥학회 회장 현명철

추 천 사

심방세동은 인구의 고령화와 함께 우리나라에서 유병율이 크게 증가하고 있는 대표적인 질환으로 특히 뇌경색의 위험도를 증가시키기 때문에 조기 진단과 적절한 항응고 치료가 중요한 질환입니다. 비타민 K 비의존성 경구용 항응고제 (이하 NOAC)의 도입과 함께 국내 심방세동 환자의 항응고 치료에 획기적인 개선이 있었고, 이에 따라 국내 데이터에서 뇌경색 발생률이 감소하고 있는 점은 매우 긍정적인 부분입니다. 대한부정맥학회에서는 2018년 "심방세동 환자에서 NOAC 사용 지침" 및 "심방세동 진료 지침"을 개발하였습니다. 그러나, 아직도 적절한 항응고 치료를 받지 못하거나, NOAC을 적절하게 사용하지 못하는 경우가 있습니다.

이에 따라, 2021년 "심방세동 진료지침"을 새롭게 제작하였고, NOAC에 관한 최신 국내외 연구 결과 근거들을 적극 반영하여 이번에 "**심방세동 환자에서 비타민 K 비의존성 경구용 항응고제 사용 지침**"을 출판하게 되었습니다.

이번 임상 진료 지침을 바탕으로 현장에서 환자 진료에 임하는 의료진이 더욱 확신을 갖고 환자들에게 더 양질의 표준화된 치료를 제공할 수 있게 되기를 기대합니다. 마지막으로 본 진료 지침의 발간을 위해 함께 노력해 주신 연세대학교 정보영 위원장님, 전남대학교 이기홍, 경희대학교 이정명 간사님을 비롯한 많은 집필위원 분들의 노고에 특별한 감사를 드립니다.

대한부정맥학회 이사장 최기준

INTRODUCTION

심방세동 환자에서 비타민 K 비의존성 경구 항응고제 (Non-vitamin K antagonist oral anticoagulant, 이하 NOAC)는 뇌졸중 예방을 위해서 비타민 K 길항제 (vitamin K antagonist oral anticoagulant, 이하 VKA) 보다 더 선호되고 많이 사용되고 있다. NOAC은 현재 4종류가 국내에서 사용되고 있으며, 직접적으로 factor Xa를 억제하는 아픽사반, 에독사반, 리바록사반과 직접적으로 트롬빈을 억제하는 다비가트란이 있다.

NOAC은 안전성 대비 효과가 좋으며, 정기적 항응고 모니터링이 필요치 않은 예측 가능한 항응고 효과를 가지고 있다. 적절한 NOAC 사용을 위해서 이번에 대한부정맥학회는 최신 지견 및 진료 지침을 종합하여 NOAC 처방에 대한 진료 지침을 개발하였다. 1) NOAC의 대상 환자 및 용량, 2) NOAC 처방의 시작과 유지 시 주의할 점, 3) 약동학 및 약제간의 상호작용, 4) 혈장 농도의 측정, 5) NOAC 복용 중 출혈의 대체, 6) 응급 수술, 7) 계획된 수술/시술 전후 NOAC 복용 방법에 대한 지침, 8) 관상동맥질환, 9) 동율동전환, 10) 급성 뇌졸중, 그리고 11) 특정 질환 12) 와파린에서의 용량 조정에 대한 최신 지견을 소개하고자 한다.

대한부정맥학회 홈페이지 (http://www.k-hrs.org)에서는 'NOAC의 사용 지침'의 무료 다운로드가 가능하며, '심방세동 진료 지침' 등 다양한 진료지침이 모두 무료로 다운로드가 가능하다.

중심단어 : 심방세동 ; 비 비타민 K 길항 항응고제 ; 진료 지침

INTRODUCTION

2022 대한부정맥학회

심방세동 환자에서 비타민 K 비의존성 경구용 항응고제(NOAC) 사용 지침

1.

NOAC의 적응증과 용량

1.1. NOAC의 적응증

현재 국내외에서 사용되는 NOAC은 비판막성 심방세동에서 뇌졸중 예방을 위하여 허가되어 있다. 대부분의 제품은 초기 3상 무작위 임상시험에서 사용된 $CHADS_2$ 점수에 따라 허가되었는데 최근 발표된 국내외 가이드라인은 $CHADS_2$ 점수 대신 CHA_2DS_2-VASc 점수가 사용되어서 NOAC 적응증도 CHA_2DS_2-VASc 점수를 바탕으로 제시되고 있다. 혼동을 피하기 위해 '비판막성'이라는 용어 사용은 권장하지 않으며, '비판막성 심방세동'이라는 용어가 사용될 때는 기계판막이나 또는 중등도 이상 승모판 협착증(보통 류마티스 원인)이 제외된 심방세동을 의미한다.[1-3]

1.1.1. 뇌졸중 위험도에 따른 NOAC의 적응증과 출혈 위험도의 평가

심방세동 환자의 뇌졸중 발생 위험도를 평가하는 방법으로는 CHA_2DS_2-VASc 점수가 가장 많이 사용된다(표 1).[4] CHA_2DS_2-VASc점수는 뇌졸중 고위험군를 예측하기보다는 뇌졸중 위험이 낮은 환자(CHA_2DS_2-VASc 0점 남성 또는 1점 여성)를 찾아내는데 다른 뇌졸중 점수에 비교해서 더욱 우수하다.[5, 6] 따라서, 현재 진료 지침은 성별을 제외한 1개 이상의 위험인자를 갖고 있는 환자에서 장기간 항응고제 사용을 고려하고 있다(class IIa). 특히 CHA_2DS_2-VASc 점수가 2점 이상인 남성 또는 3점 이상인 여성 심방세동 환자에게 뇌경색 예방을 위해서 경구 항응고제 치료를 강력히 권장하고 있다(class I, level of evidence B).[7] 하지만 아쉽게도 아직 국내 보험은

CHA_2DS_2-VASc 점수가 2점 이상인 경우 급여가 이루어지고 있어서 CHA_2DS_2-VASc 점수가 1점인 중등도 남성에서는 급여가 안 되는 제한점이 있다.

항응고 치료를 시작할 때는 출혈 위험인자에 대한 평가도 수행해야 하며, 출혈 위험도 예측에는 HAS-BLED 점수가 널리 사용된다 (표 2). HAS-BLED 점수제는 출혈 저위험군 (HAS-BLED 점수 0-2)을 선별하는데 우수하다.[8] 3점 이상인 환자는 출혈 고위험군으로 분류하여 자주 추적 관찰하며 출혈 위험인자를 재평가하고 관리해야 한다. 항응고 치료를 하여 뇌졸중을 예방함으로써 얻을 수 있는 임상적 이익이 훨씬 크기 때문에, 출혈 위험도 점수가 높다고 하여 항응고 치료를 중단하지 않는다 (그림 1).[9, 10]

표 1. CHA_2DS_2 - VASc점수제와 임상 위험인자 (2021 대한부정맥학회 심방세동 진료지침)

C	**울혈성 심부전** 임상적 심부전, 혹은 중등도 이상의 좌심실 기능 저하가 증명되었거나 비후성 심근 병증	1	좌심실 구혈율에 상관없이 최근 보상되지 않는 심부전이 발생하였거나 심장 촬영 검사상 중등도 이상의 좌심실 수축 기능 저하가 존재하는 (비록 증상이 없더라도) 경우; 비후성 심근병증은 뇌졸증 고위험도이며 경구 항응고제가 뇌졸증 예방에 효과적으로 추정됨[352-354]
H	**고혈압** 혹은 항고혈압 치료받는 환자	1	고혈압의 병력은 뇌졸중에 걸리기 쉬운 혈관 변화를 초래할 수 있으며 최근 잘 조절된 혈압도 시간이 지남에 따라 잘 조절되지 않을 수 있음. 조절되지 않은 혈압-최적의 혈압 목표 120-129 / 〈 80 mmHg유지시 허혈성 뇌졸중, 사망 및 기타 심혈관 위험이 가장 낮음.[355, 356]
A	**나이 - 75세 이상**	2	연령은 강한 뇌졸중 예측 인자로 대부분의 집단코호트 연구에서 65세 이상에서 위험도가 증가하는 것을 보여주었음. 나이 관련 위험도는 연속변수로 증가하나 간편성과 실용성을 고려하여 75세 이상은 2점, 65세-74세는 1점을 부과함.
D	**당뇨** 인슐린이나 경구 혈당 강하제 치료를 받거나 공복 혈당이 125 mg/dL (7 mmol/L) 이상	1	당뇨는 잘 밝혀진 뇌졸중 위험 인자이며 최근에는 뇌졸중의 위험 당뇨의 유병 기간 (이환 기간이 길수록 혈전증 위험도 증가함)과 표적 장기 손상이 있으면 증가함이 밝혀짐. 위험도는 1형 당뇨병 환자에 비해 65세 미만의 2형 환자가 약간 더 높을 수 있으나 1형과 2형 당뇨가 대체적으로 비슷한 혈전증 위험도를 가진 것으로 추정됨.

S	**뇌졸중**, 일과성 허혈성 발작 혹은 혈전색전증 병력	2	뇌졸중이나 전신색전증 혹은 일과성 허혈성 발작 등의 병력은 뇌졸중 발생의 고위험군으로 2점을 부과함. 무작위 임상 연구에서는 배제되었지만 최근 관찰 연구를 통해서 출혈성 뇌졸중의 환자도 후속으로 허혈성 뇌졸중 발생의 고위험군으로 경구 항응고제가 도움이 될 수 있음을 시사함.
V	**혈관 질환** 조영술상 의미있는 관상동맥질환, 심근경색의 병력, 말초혈관질환, 대동맥 프라크	1	혈관질환(말초혈관질환이나 심근경색)은 특히 아시안에서 17-22 % 위험도를 지님(위험도 1.29, 95 % 신뢰구간 1.08-1.53). 하행 대동맥의 복잡 프라크는 의미있는 혈관 질환의 표지자이며 허혈성 뇌졸중의 강한 예측 인자임.
A	**나이 65-74 세**	1	최근 아시아에서의 연구에서 50-55세 이상에서 뇌졸중 위험도가 증가하므로 아시안 환자에는 조정된 CHA_2DS_2-VASc score가 사용 가능함.[357]
Sc	**성별 (여성)**	1	뇌졸중 위험 인자라기 보다 위험 조정 인자임.
최고 점수		9	

표 2. HAS-BLED 점수제와 임상 위험인자 (2021 대한부정맥학회 심방세동 진료지침)

약어	위험인자	정의	점수
H	조절되지 않는 고혈압 (Uncontrolled hypertension)	SBP 〉 160 mmHg	1점
A	비정상 신/간 기능 (Abnormal renal and/or hepatic function)	투석, 신장이식, 혈장 Creatinine 〉 200 μmol/L, 간경변, Bilirubin 〉 2X 정상 상한치, AST, ALT, ALP 〉 3X 정상 상한치	각 1점
S	뇌졸중 (Stroke)	허혈성 또는 출혈성 뇌졸중[a] 과거력	1점
B	출혈 과거력 또는 출혈 경향 (Bleeding history or predisposition)	주요 출혈 기왕력 또는 중증 빈혈 또는 중증 혈소판 감소증	1점
L	INR 수치 조절 실패 (Labile INR[b])	비타민 K 길항제 사용 후 TTR 〈 60%	1점
E	노인 (Elderly)	65세 이상 또는 취약한 환자	1점
D	약제 또는 과도한 알코올 복용 (Drugs or excessive alcohol drinking[c])	항혈소판제제나 NSAID 동시 복용; 매주 과도한 알코올 섭취	1점
최고점			9점

ALP = alkaline phosphatase; ALT = alanine aminotransferase; AST = aspartate aminotransferase; SBP = systolic blood pressure; INR = international normalized ratio; NSAID = Non-steroidal anti-inflammatory drug; TTR = time in therapeutic range

[a] 출혈성 뇌졸중은 'B' 점수에서도 1점을 획득함

[b] 비타민 K 길항제를 복용하는 환자에 한함

[c] 과도한 알코올 섭취는 일주일에 14단위 이상의 과다 섭취를 의미하고, 임상의가 건강 또는 출혈 위험도에 영향을 미친다고 판단한 경우에 한함

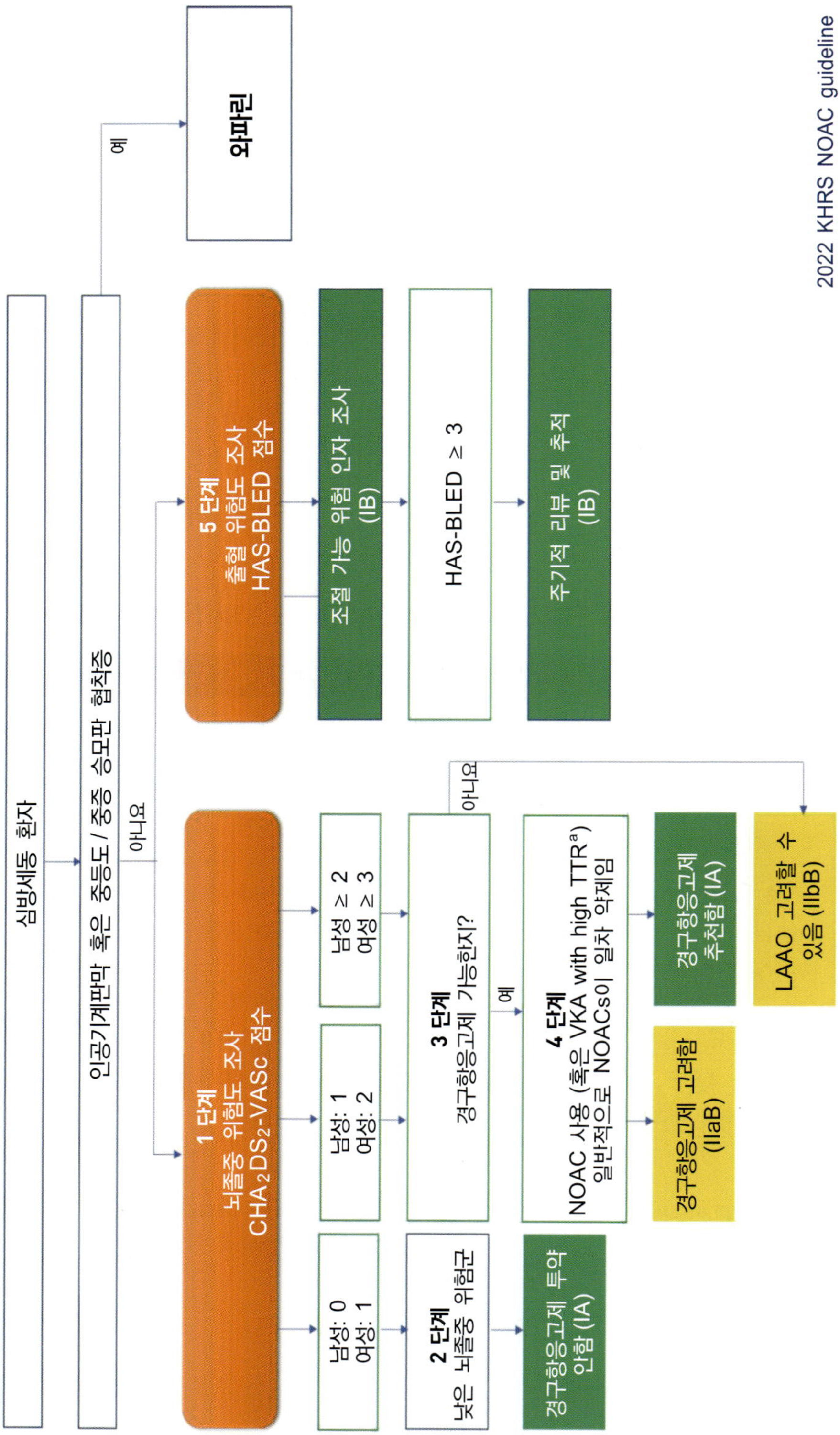

2022 KHRS NOAC guideline

그림 1. 심방세동의 항응고 치료 방법

1.1.2. 동반 질환에 따른 NOAC의 적응증과 금기증

표 3. 심방세동 환자에서 NOAC의 적응증과 금기증

동반 질환 및 상태	NOAC 사용의 적합성
기계판막치환술	금기
중등도 이상의 승모판 협착증	금기
경도 및 중등도의 다른 판막 질환 (경도 및 중등도의 대동맥판막 협착증, 역류증 또는 퇴행성 승모판 역류증)	적합
심한 대동맥판막 협착증	데이터 부족
조직대동맥판막 치환술 (수술 3개월 이후)	적합
조직승모판막 치환술 (수술 3개월 이후)	적합 (퇴행성 승모판 역류증의 경우)
	부적합 (승모판 협착증의 경우)
승모판 성형술 (수술 3개월 이후)	적합
경피적 대동맥 판막 성형술 (PTAV)	데이터 부족
경피적 대동맥 판막 치환술 (TAVI)	적합
비후성 심근병증	적합

중요한 NOAC 3상 임상시험에서 중증도 이상 류마티스 승모판 협착증을 동반한 심방세동은 제외 기준이었다. 그러나 NOAC이 류마티스 승모판 협착증 환자에서 와파린에 비하여 덜 효과적이고 와파린과 상이한 결과를 나타낼 것이라는 임상 연구는 없다. 국내 후향적 관찰 연구에서 NOAC은 와파린 대비 유사한 결과를 보이기도 하였다.[11] 류마티스성 심질환 환자에서 와파린, 리바록사반 또는 아스피린의 사용을 비교하는 INVICTUS 연구 (NCT02832531)가 진행 중이다. 이러한 연구와 추가 연구가 완료될 때까지 중등도 이상의 승모판 협착증 환자에서 표준 치료는 와파린이다. 하지만 와파린 치료가 정말로 불가능한 경우, 예를 들어 모니터링 수단이 없는 경우나 안정적인 INR (International normalized ratio)을 유지할 수 없는 경우에 NOAC은 환자의 사전 동의를 획득한 후 신중하게 고려할 수 있는 옵션이 될 수 있다.

기계 판막 치환술을 시행한 심방세동 환자에서 NOAC의 사용은 금기에 해당한다.[12, 13]

조직 판막 치환술을 받았거나 판막 성형술을 받았으며 심방세동이 있는 환자에서 적절한 경구항응고제 선택은 쉽지 않다. 리바록사반은 심방세동 또는 조동이 있고

조직 판막이 있는 환자 1,005명을 대상으로 12개월에 사망, 주요 심혈관 사건 또는 주요 출혈의 결합 종료점까지의 평균 시간에 대해 와파린보다 비열등성을 입증하였다.[14] 에독사반은 와파린과 비교하여 비열등성을 입증하였다.[15] 따라서 NOAC 은 조직 판막치환술 8-12 주 후 발생한 심방세동 환자에서 사용할 수 있는 약제 중 하나이다.

반면, 퇴행성 판막 심장질환 환자는 3상 임상시험에 다양하게 포함되어 있으며, 그리고 NOAC은 판막 질환이 있는 환자와 그렇지 않은 환자에서 와파린에 비해 상대적인 효능과 안전성을 입증했다.[2, 16-22] 따라서 NOAC은 심방세동 및 대부분의 판막 심장 질환 환자에서 사용할 수 있다 (표 3).[1, 2]

경피적 대동맥 판막 시술 (TAVI) 이후 환자에서 최근 에독사반 연구 (ENVISAGE-TAVI AF)는 복합 주요 임상사건 결과 (모든 사망원인, 심근경색, 뇌경색, 전색 색전증, 판막 혈전증, 주요 출혈)에서 와파린 대비 비열등성을 입증하였다.[23] 주요 출혈 사건 중 위장관 출혈은 에독사반이 와파린 대비 안전성에 대한 비열등성을 입증하지는 못하였지만 항혈소판제를 병용하지 않거나 30 mg으로 용량 조절한 군에서는 위장관 출혈이 증가하지 않았다. 아픽사반은 표준치료군 (항혈소판제군)과 비교하여 주요 심혈관 및 출혈 사건에 우월성은 입증하지 못하였지만 수치적으로 낮은 빈도를 나타냈으며 안전성에 있어 추가적인 출혈 사건도 발생시키지 않았다.[24] 이러한 연구를 근거로 할 때 TAVI환자에서도 NOAC의 사용을 고려할 수 있을 것이다.

폐쇄성 및 비폐쇄성 비후성 심근병증 (hypertrophic cardiomyopathy, HCM) 환자에서 심방세동은 높은 비율로 혈전색전증과 관련이 있다.[25, 26] 무작위 임상 연구가 없음에도 불구하고 국내에서 이루어진 연구 결과들은 NOAC이 비후성 심근병증 환자에서 안전하고 효과적일 수 있음을 제안하였다.[27-30] 실제로 비후성 심근병증 환자에서 NOAC이 와파린보다 열등할 의학적 근거는 없다. 반대로 비후성 심근병증에 동반된 심방세동은 좌심실 구혈율이 유지된 심부전 환자에서의 심방세동과 많은 유사점을 공유하며 NOAC 치료는 와파린보다 열등하지 않았다.[31-33] 더욱이 NOAC은 다른 고위험군 (예: CHA_2DS_2-VASc 점수가 높은 환자군)에서도 와파린에 비해 일관적인 효과를 보여준다. 따라서 비후성 심근병증 환자는 NOAC 치료에 적합할 수 있다.

NOAC은 임신 중에 금기이기 때문에 NOAC을 시작하기 전에 가임기 여성은 피임법을 시행해야 한다. 소아 환자는 주요 뇌졸중 예방 무작위 연구에서 제외되었으며 이 집단에서 경구용 항응고제가 필요한 심방세동은 드물다. NOAC은 소아에서 권장되지 않지만, 체중이 50kg 이상인 청소년에서는 고려할 수 있다.

비판막성 심방세동 및 항인지질 증후군 환자는 NOAC 보다 와파린으로 치료해야 한다. 이 환자들에서 리바록사반은 와파린을 비교했을 때 혈전색전증과 주요 출혈의 비율이 더 높았기 때문이다.[34]

1.2. NOAC 용량

국내에서는 전 세계적으로 시판되고 있는 4 가지 NOAC (다비가트란, 리바록사반, 아픽사반, 에독사반)은 서로 다른 용량으로 제공되고, 용량 감소 기준이 다르기 때문에 정확한 용량을 기억하기에 더 복잡해졌다. 표 4는 관련 용량 조절 기준을 포함하여 현재 이용 가능한 NOAC 및 다양한 적응증에서의 용량에 대한 개요이다.

표 4. NOAC의 용법/용량

	다비가트란	리바록사반	아픽사반	에독사반
표준용량	150 mg 하루 2회	20 mg 하루 1회	5 mg 하루 2회	60 mg 하루 1회
저 용 량	110 mg 하루 2회			
감량용량		15 mg 하루 1회	2.5 mg 하루 2회	30 mg 하루 1회
용량감량 기 준	110 mg 하루 2회 사용: • CrCl 30-50 mL/min • 나이 ≥ 75세 • 베라파밀 사용 • 출혈 위험도 증가*	• CrCl 15-49 mL/min • 출혈 위험도 증가 (항혈소판제 사용)	아래 3가지 기준 중 2가지 이상인 경우 : • 나이 ≥ 80세 • 몸무게 ≤ 60 Kg • 혈청 크레아티닌 ≥ 1.5 mg/dL	아래 기준 중 하나 이상인 경우 : • CrCl 15-50 mL/min • 몸무게 ≤ 60 Kg • 드로네다론, 사이클로스포린, 에리스로마이신, 케토코나졸 동시 사용
최소용량				15 mg 하루 1회
최소용량 기 준				• 출혈 위험성이 높은 고령자의 경우 연령 및 상태에 따름 • CrCl 15-30 mL/min 인 출혈 위험성이 높은 고령자에게 연령 및 상태에 따라 투여

CrCl = creatinine clearance, 크레아티닌 청소율

* 출혈 위험도 증가: 클로피도그렐, 아스피린, 비스테로이드성 소염제 복용, 선천적 또는 후천적 응고이상, 혈소판 감소증 또는 기능적 혈소판 결손, 최근의 생검 또는 주요 외상 (다비가트란에 한함)

• 아픽사반과 에독사반이 60 kg 이하 저체중 환자와 고령 환자에서 선호되는 약제임

1.3. NOAC On-label 용량

기본적으로 NOAC은 신기능 정도에 따라 용량 조절을 해야 하며 약제에 따라 연령, 체중 또는 상호 작용 약물 등 다른 조건도 고려해야 한다.

국내 연구에 따르면, NOAC을 투여받은 30-50 % 가량의 심방세동 환자들이 허가 외 용량감량 (off-label reduced dose)으로 치료를 받고 있다.[35-40] NOAC 용량을

부적절하게 감량할 경우 표준 용량을 사용하는 것에 비해서 해가 된다는 연구 결과도 있고, 그렇지 않다는 결과도 있다.[36, 41-46] 하지만 일반적으로는 최선의 치료 효과를 얻기 위하여 표준 기준에 따라 NOAC 용량을 감량하는 것이 중요하다. 아픽사반과 에독사반이 60 kg 이하 저체중 환자와 고령 환자에서 선호되는 약제로 제시된다. 이러한 이유는 비교적 초기에 만들어진 다비가트란 및 리바록사반이 연령과 체중에 대한 용량과 감량의 기준 없이 연구를 진행하였고, 이에 대한 충분한 자료가 없어서이기도 하다.

2. NOAC을 사용하는 환자의 약제 시작 및 추적 관찰 계획

2.1. NOAC 종류 및 용량의 선택

NOAC 을 처방할 때 현재의 간 및 콩팥의 기능을 확인하는 것이 필요하다. 왜냐하면 모든 NOAC 은 어느 정도 간 및 콩팥에서 대사 및 배설되기 때문이다. 특히 콩팥의 기능을 확인할 때는 Cockcroft-Gault 공식을 사용하여 평가하기를 권유하고 있다. 왜냐하면, Modification of Diet in Renal Disease' (MDRD) 및 'Chronic Kidney Disease-Epidemiology Collaboration' (CKD-EPI) 공식은 콩팥 기능이 고령이나 저체중 환자에 있어서 과대 평가가 될 수 있기 때문이며, 만약 만성 콩팥병 및 진행성 간질환을 가지고 있다면 NOAC 용량 조절이 필요하다.[47]

NOAC 투여 전에 초기 혈액학적인 기본 검사가 필요하며, 이는 추적 관찰 동안 참고 자료로 사용될 수 있다. HAS-BLED 점수를 사용하여 출혈 위험 평가를 하고 있지만, 이는 적응증이 되는 항응고 요법을 하지 않거나, NOAC 용량을 감량하기 위한 근거는 아니다. 특히 HAS-BLED 점수 3 이상의 출혈 위험이 높은 환자의 경우 교정 가능한 출혈 위험 인자를 조절하거나 추적 관찰 기간을 단축 시켜서, 되도록이면 짧은 간격으로 임상 관찰을 하는 게 필요하다.[48, 49] 고령, 인지기능 장애 및 낙상의 위험이 높다고 해서 항응고 요법을 중단하여서는 안 되며, 이들 환자에서 항응고 요법의 잇점은 다른 환자군들보다 높을 수 있다. 따라서 최적의 NOAC 약제 순응도를 유지하기 위해서 낙상의 위험을 감소시키기 위한 조치가 필요하다.

2.2. 다른 항응고제로 교체하는 방법

NOAC에서 와파린으로 교체를 할 때 와파린은 작용 시간이 늦기 때문에, 치료 목표의 INR에 도달하기 위해서는 5~10일 정도의 기간이 소요되며 개인차가 크다. 따라서 적절한 INR에 도달할 때까지는 NOAC과 와파린을 병용해야 한다. NOAC은 INR 수치에 영향을 줄 수 있기 때문에 NOAC을 복용하기 전에 INR을 측정하여야 한다. NOAC 중단 후 2~3일 후에 INR을 재측정해야 하며, INR이 2.0~3.0으로 유지되도록 하여야 한다.

와파린에서 NOAC으로 교체, 헤파린에서 NOAC으로 교체, 그리고 1일 2회 복용하는 약제에서 1일 1회 혹은 1일 1회 복용하는 약제에서 1일 2일 복용하는 약제로 변경 시 투약 방법은 그림 2와 3에 제시되어 있다.

ENGAGE-AF 연구에서 와파린으로 전환하는 에독사반 복용 환자는 목표 INR에 도달할 때까지 정기적으로 INR을 측정하면서 NOAC의 절반 용량을 최대 14일 동안 투여하였다.[50] 약제 전환을 위한 흐름도를 준수하였을 때는 뇌경색이나 뇌출혈과 같은 부작용이 적었던 반면, 준수하지 않았을 경우에는 부작용이 증가하였다.[51, 52]

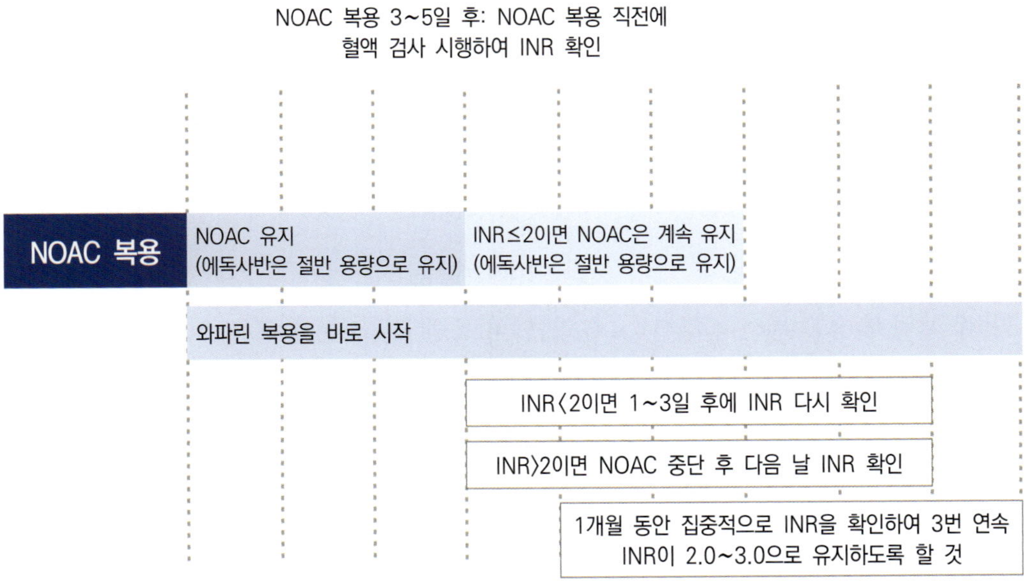

2022 KHRS NOAC guideline

그림 2. NOAC에서 와파린으로 전환하는 방법

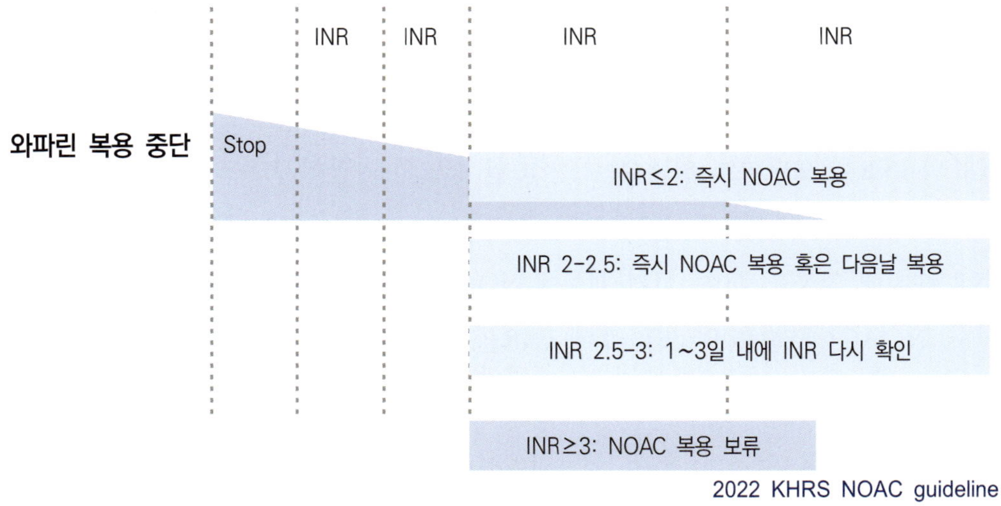

그림 3. 와파린에서 NOAC 으로 전환하는 방법

2.3. PPI와 병용한 경구 항응고제 투여

PPI와 병용한 경구 항응고제 투여 환자의 상부 위장관 출혈 위험을 분석한 국내 후향 분석 결과 와파린군에 비해 NOAC군은 주요 상부 위장관 출혈이 발생할 위험이 22 % 낮았으며, 상부 위장관 출혈의 가장 큰 위험 감소는 아픽사반 및 에독사반 군에서 관찰되었다.[53]

2.4. 복약 순응도와 지속도

NOAC은 마지막 복용 후 12-24시간 이내에 항응고 효과가 감소하므로 복약 순응도가 매우 중요하다. 특히 신부전, 고령, 복합적 동반 질환, 허약 또는 인지 저하와 같은 관련 동반 질환이 있는 경우 NOAC 복용에 대한 정기적인 추적 평가가 강력히 권고된다. 와파린에 비해 NOAC의 중단 비율이 현저하게 낮다는 연구가 있음에도 불구하고 중단 그 자체는 여전히 중요한 문제로 작용한다. 관찰 연구 데이터에 따르면, NOAC의 복용에 대한 순응도는 38-99 %로 매우 다양하며, 이는 치료의 이점을 현저히 감소시킬 수 있다.[358, 359] NOAC의 복용 중단은 신기능장애, 연령 증가, 높은 알코올 섭취량, 낮은 CHA_2DS_2-VASc 점수 및 치료 비용과 연관된다.

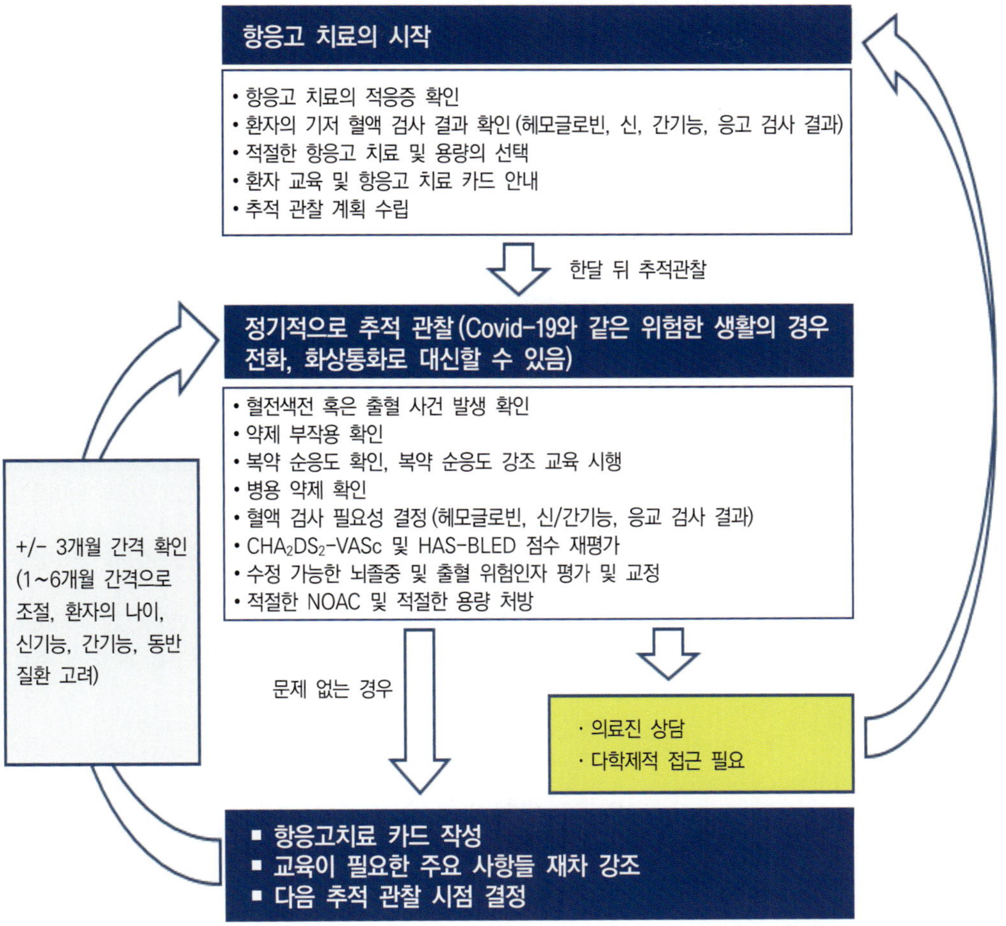

2022 KHRS NOAC guideline

그림 4. NOAC을 복용하는 환자의 약제 복용 시작 및 추적 관찰 계획

따라서, 복약 순응도와 지속도를 높일 수 있는 전화, 소책자, 모바일 앱 및 웹사이트 등을 이용한 추적 관리 시스템을 갖추는 것이 필요하다. 또한 항응고 치료를 받는 환자에게 경구용 항응고제 치료의 필요성과 엄격한 준수에 대한 교육은 매우 중요하며 환자의 가족들도 복약 순응도가 중요하다는 것을 이해하고, 환자를 도울 수 있도록 교육한다. 환자 관리에 관여하는 다른 전문가들과 NOAC 환자의 추적 관찰 스케줄을 공유하고, 후속 조치를 준수하는데 노력해야 한다 (그림 4 및 표 5). 한편 약물을 사용하는 패턴이나 놓친 용량 등에 대한 정보를 원격 모니터링 서비스 등을 통해 환자에게 교육하는 방법도 도움이 될 수 있는데 이러한 접근법에 대한 건강-경제적 타당성은 더 많은 연구가 필요하다.

일부 환자에서는 INR 모니터링이 가능한 와파린을 선호할 수 있다. 적절한 교육이나 추가적인 도구를 이용함에도 불구하고, 낮은 순응도를 보이는 NOAC 복용 환자의 경우 와파린으로의 전환을 고려해야 한다. 하지만 와파린을 사용은 INR 변동 및 더 나쁜 임상적 예후와 연관이 될 수 있다. 추가적으로, NOAC 사용에 있어 경제적 부담으로 발생하는 순응도 문제를 피하기 위해서는 환자와 사전에 경제적 부담에 대한 논의가 필요하다.

표 5. 항응고 치료를 받은 심방세동 환자의 추적 관찰시 필요한 체크리스트

	추적 관찰 간격	설 명
1. 복약 순응도	매 방문 시 마다	• 환자에게 NOAC 카드를 모두 작성하여 가지고 오도록 안내하고 평균 복약 순응도를 평가한다. • 복약 순응도 (정해진 스케줄에 약을 복용하는 것)의 중요성을 강조한다. • 복약 순응도 향상에 도움이 되는 방법을 소개하고 환자에게 적합한 것을 적용한다 (복약 순응도가 체크되는 약 상자 혹은 스마트폰 어플리케이션 등).
2. 혈전 색전	매 방문 시 마다	• 체순환 (일과성 뇌허혈 발작, 뇌졸중, 말초 혈전색전) • 폐순환
3. 출혈	매 방문 시 마다	• 매우 가벼운 출혈: 복약을 지속하도록 교육 • 삶의 질에 영향을 미칠 정도의 출혈이나 위험한 출혈: 예방이 가능한가? 항응고제 적응에 대한 재고가 필요한가? 용량이나 복용 용법 변경?
4. 부작용	매 방문 시 마다	• 부작용의 정도에 따라 지속 복용, 임시 중단, 다른 항응고제로의 변경을 결정
5. 병용 약제	매 방문 시 마다	• 처방 약제 확인, 처방전 없이 살 수 있는 약제 확인 • 세심한 환자 병력 청취 (임시 병용도 위험할 수 있음)
6. 혈액 검사 (헤모글로빈, 신기능, 간기능)	매년	• 아래에 별도로 기술된 사항에 해당하지 않는 환자들
	6개월 마다	• 75세 이상 (다비가트란의 경우 특히) 혹은 노쇠함
	( )개월 마다	• 신기능이 CrCl≤60 mL/min일 경우 다시 검사하는 간격 = CrCl/10 개월
	필요시	• 신기능이나 간기능에 영향을 미치는 다른 컨디션이 동반된 경우
7. 교정 가능한 출혈 위험인자에 대한 평가	매 방문 시 마다	• 빈혈, 신기능 및 간기능 저하, 혈소판 수 및 기능 감소 • 조절되지 않는 고혈압 (수축기 혈압 〉160mmHg), 출혈을 조장할 수 있는 약제 병용 (aspirin, NSAID), 불안정한 INR (VKA 경우에만 해당), 과도한 알코올 섭취
8. 최적의 NOAC과 용량 처방 평가	매 방문 시 마다	• 위에 언급된 사항들에 따라, 재평가 a. 환자에게 최적의 NOAC을 선택 b. 환자에게 적절한 용량을 처방

일반적으로 약물 순응도는 환자가 약물을 처방받아 복용을 시작하고 중단하는 일련의 과정을 말하며, 지속도는 약물 복용을 시작한 시점부터 중단까지의 기간을 말하는 양적인 지표이다.[54] 초기에는 NOAC의 복용 횟수에 따라 순응도 차이가 있을 것으로 생각되었으나, 최근에 1일 1회 복용하는 NOAC과 1일 2회 복용하는 NOAC을 비교한 국내외 보고에서 복약 순응도와 지속도, 임상적 결과는 큰 차이가 없었다.[55, 56] 국내 다기관 심방세동 전향적 코호트인 CODE-AF 연구에서 6개월 순응도는 4 가지 모두 90 % 이상의 소견을 보였고, 이는 와파린보다 현저하게 높았다.[57]

2.5. COVID-19 기간동안의 NOAC 사용에 대한 특별한 고려사항

코로나 바이러스 전염병(COVID-19)의 대유행 기간 동안 NOAC은 VKA 기반 항응고제보다 잠재적으로 중요한 실용적인 이점이 있음이 알려졌다. NOAC 을 사용할 경우 INR 모니터링을 위한 병원 방문이 필요하지 않은 점은 전염병의 대유행 기간 동안 결과적으로 개인의 바이러스 감염 위험 및 진료소의 업무량 감소로 이어져 의료 시스템에 대한 부담이 줄어들 수 있다는 이점이 있다. 하지만 NOAC 투약에도 적절한 관리가 필요함을 고려해야 하며, 대유행의 위험이 고조되는 상황에서는 위험인자가 수반되거나 동반 질환으로 인해 COVID-19 감염이 발생할 수 있는 고위험 AF 환자의 경우 NOAC 사용이 권장되지 않을 수 있다.[58-60]

입원이 필요한 중증 COVID-19 감염이 발생한 NOAC 사용 환자의 경우 COVID-19 합병증을 예방하기 위해 항응고제를 지속하는 것이 이점이 있다는 증거가 증가하고 있다.[61] 이 경우 신장 기능 등을 포함한 임상적 악화 양상 및 병용 약물 간의 상호작용 등을 주의 깊게 관찰하고, 필요 시 치료를 통해 조정해야 한다. 따라서 종합적인 전문가들의 소견을 통한 평가에 따라 의심스러운 경우 저분자 또는 미분획 헤파린으로의 전환이 권장된다.

COVID-19 예방 접종은 흔히 근육 주사로 이루어지고 있으며 NOAC 을 복용하는 환자에 있어 예방 접종은 특정 시술이나 침습적 처치 또는 절제가 필요한 상황에 비추어 볼 때 사소한 위험(minor risk)의 침습적 행위에 해당된다. NOAC 복용 환자에 있어 COVID-19 예방 접종 시에는 다음과 같은 사항들이 권장된다. 즉, 접종 전 NOAC의 아침 복용량은 생략하도록 하고, 미세 게이지 바늘을 사용하여 접종 후 2-5분 동안 주사 부위에 강한 압력을 가한다. 고위험의 뇌졸중 위험을 포함한 1일 1회 NOAC 복용 환자의 경우 예방 접종 3시간 후에 아침에 남겨둔 용량을 복용하도록 한다. 1일 2회 복용하는 NOAC의 경우 다음 번 예정된 용량으로 복용한다.

3.
NOAC의 약동학과 약제 간 상호작용

와파린 치료는 여러 음식 및 약물 간의 상호작용을 주의 깊게 고려해야 한다. NOAC은 와파린에 비해 음식 및 타 약제들과 상호 작용이 적음에도 불구하고, NOAC을 처방할 때 동반 약물 및 동반 질환의 약동학적 상호 작용을 고려해야 한다.

각 NOAC의 흡수, 분포, 대사 및 배설에 대한 설명이 표 6 및 그림 5에 요약되어 있다. 대부분의 NOAC에 대한 중요한 상호작용 메커니즘은 장에서 흡수된 후 P-당단백질 (P-gp) 수송체를 통해 위장관으로 재분비가 이뤄진다. P-gp는 NOAC의 활성화된 신장 분비에도 관여한다. NOAC은 심방세동 환자에게 많이 사용되는 P-gp 억제제 (예 : 베라파밀, 드로네다론, 아미오다론, 라놀라진 및 퀴니딘)와 P-gp 경로의 경쟁적 억제를 통해 혈장 농도를 증가시킬 수 있다. 사이토크롬 P (CYP) P450 의존적 제거는 리바록사반과 아픽사반의 간청소율과 일부 관련이 있다.[63] 강력한 사이토크롬 P(CYP) 3A4 억제 또는 유도는 혈장 농도에 영향을 미칠 수 있으므로 상황에 따라 평가해야 한다. 아픽사반의 비대사성 청소율은 다양하다.[64] 일반적으로 NOAC은 P-gp 및/또는 CYP3A4의 강력한 억제제와 함께 사용하지 않는 것이 좋다. 반대로 P-gp 및/또는 CYP3A4의 강력한 유도제 (리팜피신, 카바마제핀 등)는 NOAC 혈장 수준을 현저히 감소시켜 NOAC과의 병용은 피하거나 매우 주의하면서 사용해야 한다.

표 6. NOA의 흡수, 분포, 대사 및 배설

	다비가트란	아픽사반	에독사반	리바록사반
생체이용률	3-7%	50%	62%	15 mg/20mg: 음식과 함께 섭취하는 경우 100%, 그렇지 않은 경우 66%
전구약물	있음	없음	없음	없음
흡수된 약제량 중 신장 외 / 신장 배설	20%/80%	73%/27%	50%/50%	60%/35%
혈장단백결합 (Plasma protein binding)	35%	87%	55%	95%
대사 (Metabolism)	글루쿠론산 결합 (Glucoronic acid conjugation)	CYP3A4 (25%), CYP1A2, CYP2J2, CYP2C8, CYP2C9 CYP2C19	CYP3A4 (제거량의 4% 미만)	CYP2A4 (18%), CYP2J2
음식 섭취에 의한 약제 흡수	영향 없음	영향 없음	6-22% 흡수 증가: 최소한의 영향임	+39% 흡수 증가
위장약과 함께 복용시 약제 흡수 (H_2 억제제 / PPI)	-12% to 30% (임상적 의미 거의 없음)	영향 없음	영향 없음	영향 없음
최대 농도까지의 시간 (시간)	3	3	2-4	2-4
제거 반감기 (시간)	12-17	12	10-14	5-9 (젊은 사람) 11-13 (노인)

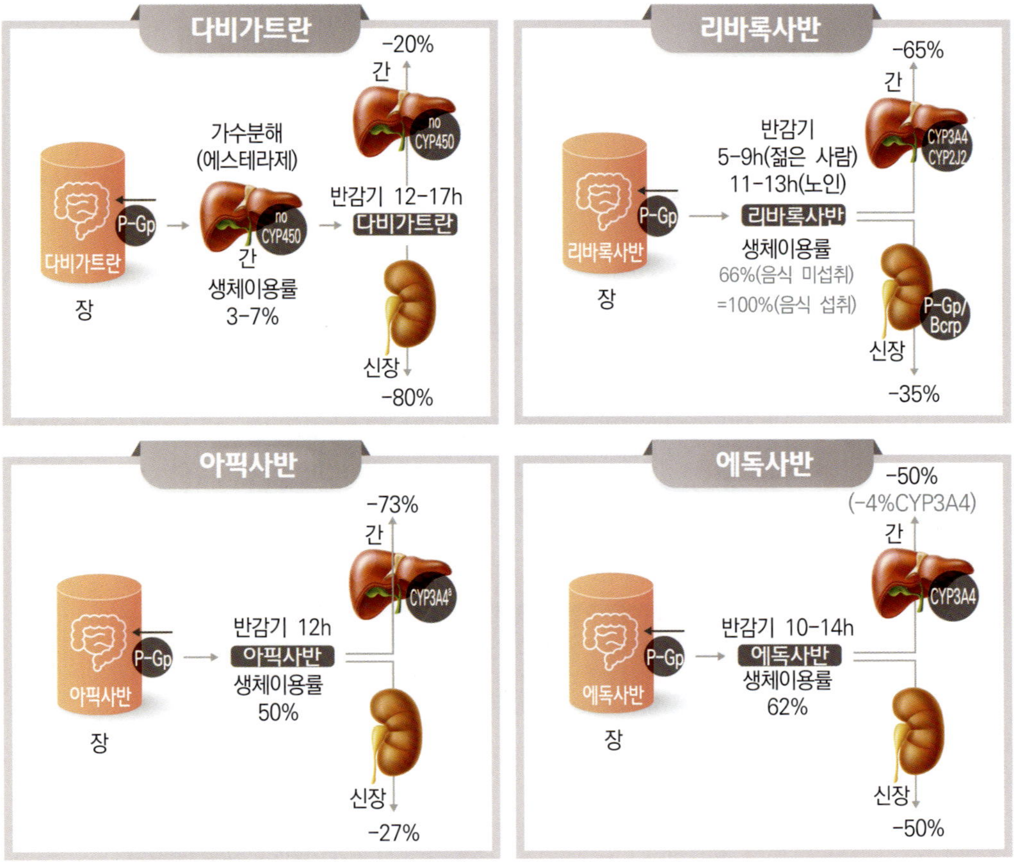

2022 KHRS NOAC guideline

그림 5. NOAC의 흡수, 분포, 대사 및 배설

다양한 NOAC의 용량 조절에 대한 알고리즘이 대규모 3상 연구에서 평가되었고, 그 효과와 안전성이 증명되었다. ENGAGE-AF 연구는 용량 감소 기준에 포함된 약제 (강력한 P-gp 억제제인 베라파밀, 퀴니딘 또는 드로네다론 등)를 포함하여 분석하였다. 모든 NOAC의 용량 감소는 기존에 발표된 용량 감소 기준에 근거하여 용량을 감소하고, 되도록 승인된 용량에 맞게 사용하는 것이 권장된다 (그림 6). 그러나, 출혈 성향이 높거나 여러 인자로 인해 혈중 약물 농도가 높을 것으로 예상되는 환자들에서는 승인된 감량 기준에 충족되지 않은 경우에도 NOAC 용량 감량이 오히려 합리적일 수 있다.[1, 50, 51, 65, 66]

가능한 약물 간의 상호작용은 특히 NOAC 혈장 수준에 영향을 미치는 다른 임상 위험 요소와 결합될 때 특정 환자에 대한 특정 NOAC를 선택하는 데 중요한 측면이다.

표 7는 NOAC 혈장 수준에 대한 자주 사용되는 약제, 표 8은 일반적인 항암제, 표 9는 항뇌전증제, 표 10은 일반 약초에 대한 개요이다. 특히 NOAC과 일반 약초와의 평가는 약동학 및 약학 경로 가능성, 알려지지 않은 상호 작용 메카니즘 및 구성의 변이성으로 주요한 제한 사항이 있어 사용상의 안전성에 대한 확고한 조언이 어렵다.

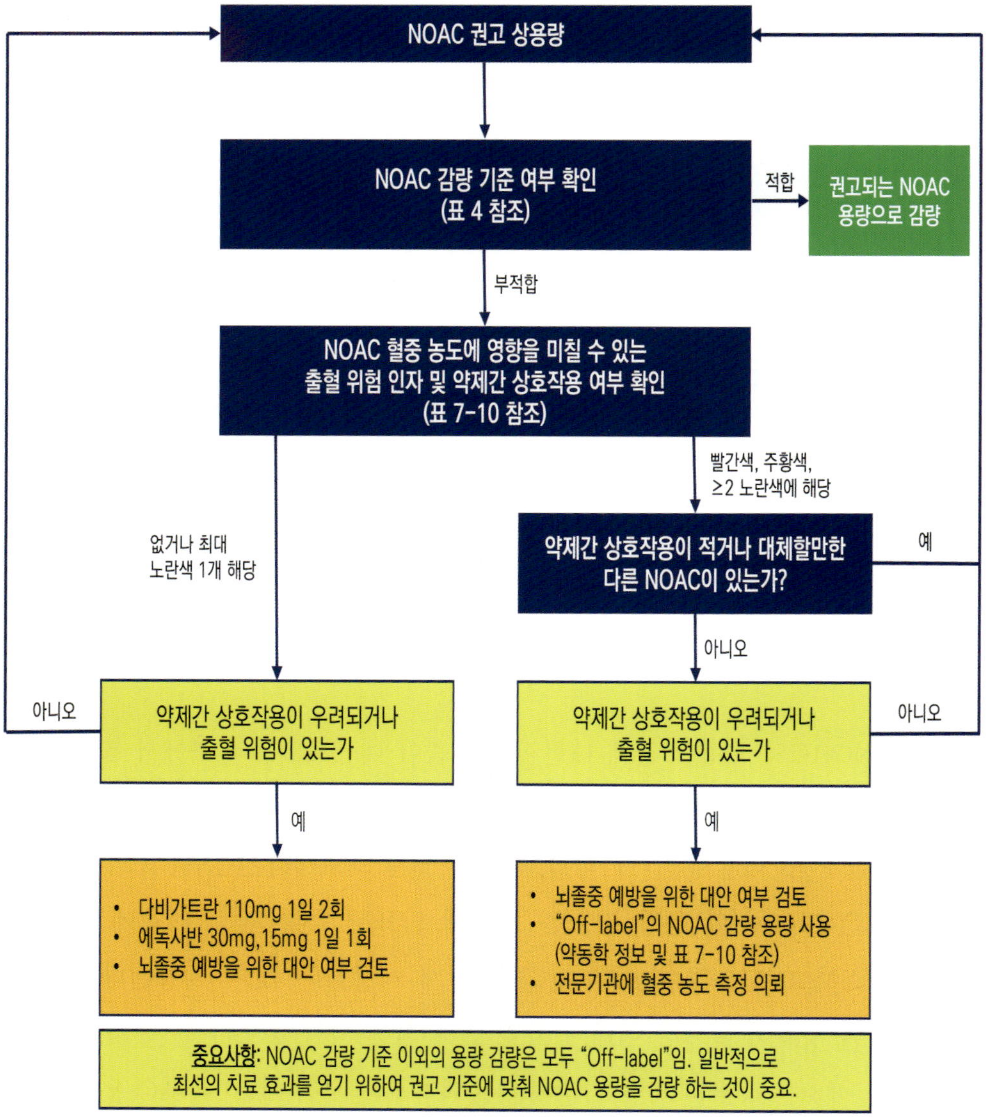

2022 KHRS NOAC guideline

그림 6. 약제 간 상호작용과 출혈 위험을 고려할 때의 NOAC의 선택

3.1. 음식 섭취, 제산제, 비 위관을 통한 약물 투여

리바록사반 15/20 mg 은 다른 NOAC과 달리 음식물과 함께 섭취하도록 한다. 리바록사반은 10 mg의 경우 음식과 관계없이 15/20 mg의 경우 음식과 같이 복용 시 경구 생체이용률이 높게 (80-100 %) 유지된다.[67] 아픽사반, 에독사반은 음식물의 영향을 받지 않고 흡수된다.[68] 다비가트란의 경우 PPI나 H_2 blocker와 함께 복용하면 생체 이용률이 약간 감소되지만, 임상적 효과에는 차이가 없었다. 다른 NOAC에서도 제산제와의 상호작용은 없는 것으로 알려져 있다. 오메가 3와의 약동학적 자료는 없으나 상호작용은 없을 것으로 생각된다.

비 위관을 통한 분말 형태 투약은 아픽사반, 리바록사반, 에독사반에서 생체 이용률에 차이가 없었다.[69-72] 하지만 다비가트란은 캡슐을 제거하고 가루를 투여하는 것은 생체 이용률을 증가시킬 수 있다.

3.2. 항부정맥제

가능한 상호 작용은 표 7에 명시되어 있다. 베라파밀에 의한 다비가트란의 P-gp 억제효과는 베라파밀의 성상에 따라 다양하다. 즉효형의 경우, 다비가트란보다 1 시간 전에 복용하면 다비가트란의 혈중 농도를 180%로 증가시킬 수 있다. 이런 경우 약 투약 간격을 2 시간 이상으로 하면 상호작용은 없어진다. 서방형 제제의 경우, 다비가트란 농도의 60%를 증가시킬 수 있다.

RE-LY 연구에서 베라파밀을 복용하는 경우 다비가트란 농도가 평균 23 % 증가한다고 보고하였고, 이에 따라 베라파밀 복용이 필요한 환자는 저용량 다비가트란을 사용하도록 권한다. 에독사반도 초기에는 상호 작용이 있는 것으로 생각되었으나, 3 상 연구 분석 후에는 이런 상호 작용이 임상적으로 의미가 없음이 확인되어, 이에 따른 용량 감소는 권장되지 않는다. 그러나 다른 요인들과의 상관 관계가 있는지 주의해야 한다. 아픽사반과 베라파밀의 약동학적인 상호 작용은 알려진 바가 없다. 리바록사반과 베라파밀을 병용 시 27 명의 피험자에서 리바록사반 AUC (area under the plasma level-time curve)가 1.4 배 증가하는 것으로 나타났지만, 출혈을 증가시키지는 않았다. 다른 요인들과의 상관 관계가 있는지 주의해야 한다.

딜티아젬은 P-gp억제효과가 낮아 상호작용이 적다고 알려졌음에도 불구하고, 아픽사반의 혈중 농도를 40 % 증가시킨다.

정상 신기능을 가진 환자에서 아미오다론은 에독사반의 AUC를 40 % 증가시킨다. 3상 연구에서 저용량 에독사반과 아미오다론 사이에는 상당한 상호작용이 있어 혈중 농도 변화에도 영향이 있을 수 있을 것으로 생각된다. 그럼에도 불구하고, 함께 처방하는 경우에도 용량의 감소는 권장되지 않는다. 아픽사반의 3상 연구인 ARISTOTLE 연구의 하위 분석으로서, 아미오다론의 병용 여부가 아픽사반의 와파린 대비한 효과와 안전성에 영향을 끼치지 않는 것으로 보고되었다.[73]

드로네다론은 다비가트란의 혈중 농도에 큰 영향을 미치므로, 함께 사용하는 것은 금기이다. 하지만 에독사반에 대해서는 중등도의 상호 작용이 있어, 드로네다론을 사용하는 경우 ENGAGE-AF에서도 에독사반 용량 감량의 기준이 된다. 리바록사반과 아픽사반에 대해서는 약동학적으로 알려진 상호작용이 없으나, P-gp 와 CYP3A4 상호작용을 근거로 주의를 요한다. 흥미롭게도 최근 연구에서 NOAC 복용 환자에서 수술적 치료 전, 베라파밀, 드로네다론 또는 아미오다론을 함께 복용한 경우 NOAC의 혈중 농도가 유의하게 높았다.

중재 또는 수술 절차에서 출혈 위험에 대한 보편적인 정의는 없다. 현재의 분류는 다양한 지침, 시험 및 학회 권장 사항에서 파생되었다. 중요한 것은 수술 및 중재의 위험 범주가 출혈과 출혈 부작용 위험을 모두 반영한다는 것이다. 이 목록은 포괄적이지 않으며 관련 환자 특성 및 특정 상황에 따라 분류를 검토해야 한다.

표 7. 약물 상호 작용과NOAC 혈장농도에 대한 임상적 요인 및 항응고 효과

	기전	다비가트란	아픽사반	에독사반	리바록사반
P-gp 기질 (substrate)		O	O	O	O
CYP3A4 기질		X	O (≈25%)	X (<4%)	O (≈18%)
항부정맥제					
Amiodarone	중등도 P-gp 억제	+12%~60%[SmPC]	약동학 자료 없음	+40%	경미한 영향[a]
Digoxin	P-gp 경쟁	영향 없음[SmPC]	영향 없음	영향 없음	영향 없음[SmPC]
Diltiazem	약한 P-gp, CYP3A4 억제	영향 없음[SmPC]	+40%	자료 없음	영향 없음
Dronedarone	P-gp, CYP3A4 억제	+70%~100%	주의 요망	+85% (하루 한번 30mg 복용 권장)	중등도 영향: 복용 금지
Quindine	P-gp 경쟁	+53%[SmPC]	자료 없음	+77% (용량 조절 필요 없음)	상승 정도 알 수 없음
Verapamil	P-gp 억제 및 약한 CYP3A4 억제	+12% 180%[SmPC] (동시 복용시) (110 mg BID 복용 권장)	약동학 자료 없음	+53% (SR) (용량 조절 필요 없음)	+40% (연관성 없을 것으로 추정됨)
기타 심혈관계 약물					
Atorvastatin	P-gp 경쟁 및 CYP3A4 억제	연관된 상호작용 없음	약동학 자료 없음	영향 없음	영향 없음
Ticagrelor	P-gp 경쟁	+24% to 65%[SmPC] (다비가트란 투약 2시간 후 부하용량 투여)	자료 없음 - 주의 관찰 필요	자료 없음 - 주의 관찰 필요	자료 없음 - 주의 관찰 필요
항생제					
Clarithromycin; Erythromycin	P-gp 억제 및 강력한 CYP3A4 억제	Clarithromycin; 19% AUC; +15% C_{max} (SmPC)	Clarithromycin; +60% AUC; +30% C_{max} (SmPC)	Erythromycin; +85% AUC; +68% C_{max} (dose reduction to 30 mg daily by label)	Clarithromycin; +50% AUC; +40% C_{max} Erythromycin; +30% AUC; +30% C_{max} (SmPC)
Rifampicin	P-gp/BCRP와 CYP3A4 유도	-66% AUC; -67% C_{max} (SmPC)	-54% AUC; -42% C_{max} (SmPC)	-35% AUC, (but with compensatory increase of active metabolites)	-50% AUC; -22% C_{max} (SmPC)
항바이러스제					
HIV protease inhibitors (e.g., ritonavir)	P-gp and BCRP 억제 혹은 유도; CYP3A4 억제	다양한 증가/감소	강한 증가	자료 없음	+153% AUC; +55% C_{max} (Ritonavir 600 BID)
항진균제					
Fluconazole	중등도 CYP3A4 억제	자료 없음	자료 없음	자료 없음	-42% AUC; -30% C_{max} (전신투약시)
Itraconazole; Ketoconazole	강력한 P-gp와 BCRP 경쟁; 강한 CYP3A4 억제	+140 to 150% (ketoconazole) (US: 2×75 mg if CrCl 30-50 mL/min)	-100% AUC; -64% C_{max} (ketoconazole)	-874% AUC; -89% Cmax (하루 한번 30mg 복용 권장)	-160% AUC; -72% C_{max} (ketoconazole, SmPC)

	기전	다비가트란	아픽사반	에독사반	리바록사반
Voriconazole	강한 CYP3A4 억제	자료 없음	SmPC	자료 없음	SmPC
Posaconazole	경도~중등도의 P-gp 억제, 강한 CYP3A4 억제	SmPC	SmPC		SmPC
기타 약제					
Naproxen	P-gp 경쟁; 약력학적으로 (출혈 시간 증가)	자료 없음	+55% AUC; +61% C_{max}	AUC 에 차이없음	AUC의 관련 증가 없음
H_2-blockers; PPI; Al-Mg-hydroxide	소화관 흡수	경미한 작용, 임상적 연관성 없음[SmPC]	영향 없음	경미한 작용, 임상적 연관성 없음	영향 없음
SSRIs; SNRIs	혈소판에 약동학적 영향	SmPC	SmPC	SmPC	SmPC
세인트 존스 워트	P-gp / BCRP와 CYP3A4 유도				
다른 요소들					
80세 이상 나이	혈장 농도 증가 가능성	110 mg BID (SmPC)	b	c	
75세 이상 나이	혈장 농도 증가 가능성			c	
60kg 이하 체중 ('NOACs in high- and low body weights' section 참고)	혈장 농도 증가 가능성			라벨에 따라 30 mg 감량 b	
120 kg 이상 체중 ('NOACs in high- and low body weights' section 참고)	혈장 농도 증가 가능성				
만성콩팥병	혈장 농도 증가 가능성				
잠재적으로 출혈 위험이 증가할 수 있는 기타 요인		예 : • 항혈소판제 병용; NSAID; 전신 스테로이드 요법; 기타 항응고제 • 심각한 노쇠함/낙상 위험 • 출혈 또는 소인 (빈혈, 혈소판 감소증)의 병력			

- **흰색** : 관련 약제간 상호작용이 예상되지 않음
- **노란색** : 다약제의 경우 또는 두 개 이상의 노란색/출혈 위험 요인이 있는 경우 주의 필요
- **주황색** : 용량을 감량하거나(에독사반) 또는 저용량(다비가트란) 사용을 고려
- **빨간색** : 사용 금기
- **파란색(밝음)** : 다약제의 경우 또는 NOAC의 혈중 농도를 감소시키므로 두 개 이상 상호작용이 있는 경우 주의 필요
- **파란색(어두움)** : NOAC의 혈중 농도를 감소시키므로 금기
- **빗금** : 임상 또는 약동학 자료가 없음

표 8. NOAC 혈장 농도에 대한 일반적인 항암제의 예상 효과

	기전	다비가트란	아픽사반	에독사반	리바록사반
P-gp 기질(substrate)		O	O	O	O
CYP3A4 기질		X	O (≈25%)	X (<4%)	O (≈18%)
항암제					
Paclitaxel	중등도 CYP3A4 유도; CYP3A4/P-gp 경쟁				
Vinblastine	강한 P-gp 유도; CYP3A4/P-gp 경쟁				
Docetaxel, Vincristine	약한 CYP3A4 유도; CYP3A4/P-gp 경쟁				
Vinorelbine	CYP3A4/P-gp 경쟁				
항대사물질					
Methotrexate	P-gp 경쟁; 관련 상호 작용이 예상되지 않음				
Pemetrexed, Purine analogues, Pyrimidine analogues	관련 상호 작용이 예상되지 않음				
Topoisomerase inhibitors					
Topotecan	관련 상호 작용이 예상되지 않음				
Irinotecan	CYP3A4/P-gp 경쟁; 관련 상호 작용이 예상되지 않음				
Etoposide	경한 CYP3A4 억제; CYP3A4/P-gp 경쟁				
Anthracyclines / Anthracenediones					
Doxorubicin	강한 P-gp 유도, 경한 CYP3A4 억제; CYP3A4/Pgp 경쟁				
Idarubicin	경한 CYP3A4 억제; P-gp 경쟁				
Daunorubicin	P-gp 경쟁; 관련 상호 작용이 예상되지 않음				
Mitoxantrone	관련 상호 작용이 예상되지 않음				
Alkylating agents					
Ifosfamide	경한 CYP3A4 억제; CYP3A4 경쟁				
Cyclophosphamide	경한 CYP3A4 억제; CYP3A4 경쟁				
Lomustine	경한 CYP3A4 억제				
Busulfan	CYP3A4 경쟁; 관련 상호 작용이 예상되지 않음				
Bendamustine	P-gp 경쟁; 관련 상호 작용이 예상되지 않음				
Chlorambucil, Melphalan, Carmustine, Procarbazine, Dacarbazine, Temozolomide	관련 상호 작용이 예상되지 않음				

	기전	다비가트란	아픽사반	에독사반	리바록사반
Platinum-based agents					
Cisplatin, Carboplatin, Oxaliplatin	관련 상호 작용이 예상되지 않음				
Intercalating agents					
Bleomycin, Dactinomycin	관련 상호 작용이 예상되지 않음				
Mitomycin C	P-gp 경쟁; 관련 상호 작용이 예상되지 않음				
Tyrosine kinase inhibitors					
Imatinib, Crizotinib	강한 P-gp 억제, 중등도 CYP3A4 억제; CYP3A4/P-gp 경쟁				
Nilotinib, Lapatinib	중등도에서 강한 P-gp 억제, 경한 CYP3A4 억제; CYP3A4/P-gp 경쟁				
Vemurafenib	중등도 CYP3A4 유도; CYP3A4/P-gp 경쟁				
Dasatinib	경한 CYP3A4 억제; CYP3A4/P-gp 경쟁				
Vandetanib, Sunitinib	강한 P-gp 억제; CYP3A4 경쟁				
Erlotinib, Gefitinib	CYP3A4 경쟁; 관련 상호 작용이 예상되지 않음				
Monoclonal antibodies					
Brentuximab	CYP3A4 경쟁; 관련 상호 작용이 예상되지 않음				
Rituximab, Alemtuzumab, Cetuximab, Trastuzumab, Bevacizumab	관련 상호 작용이 예상되지 않음				
Hormonal agents					
Abiraterone	중등도 CYP3A4 억제, 강한 P-gp 억제; CYP3A4/P-gp 경쟁				
Enzalutamide	강한 CYP3A4 유도, 강한 P-gp 억제; CYP3A4/P-gp 경쟁				
Bicalutamide	중등도 CYP3A4 억제				
Tamoxifen	강한 P-gp 억제, 경한 CYP3A4 억제; CYP3A4 경쟁				
Anastrozole	경한 CYP3A4 억제				
Flutamide	CYP3A4 경쟁; 관련 상호 작용이 예상되지 않음				
Letrozole, Fulvestrant	CYP3A4 경쟁; 관련 상호 작용이 예상되지 않음				

	기전	다비가트란	아픽사반	에독사반	리바록사반
Raloxifene, Leuprolide, Mitotane	관련 상호 작용이 예상되지 않음				
Immune-modulating agents					
Ciclosporine	중등도에서 심한 P-gp 억제, 중등도 CYP3A4 억제; CYP3A4/P-gp 경쟁	SmPC	SmPC	+73% AUC (dose reduction to 30 mg once daily by label)	
Dexamethasone	중등도 CYP3A4 유도; CYP3A4 경쟁				
Tacrolimus	중등도에서 심한 P-gp 억제, 경한 CYP3A4 억제; CYP3A4/P-gp 경쟁	SmPC	Consider avoiding	Consider avoiding	Consider avoiding
Prednisone	중등도 CYP3A4 유도; CYP3A4 경쟁				
Temsirolimus, Sirolimus	경한 CYP3A4 억제; CYP3A4/P-gp 경쟁				
Everolimus	CYP3A4 경쟁; 관련 상호 작용이 예상되지 않음				

흰색 : 관련 약제간 상호작용이 예상되지 않음
노란색 : 다약제의 경우 또는 두 개 이상의 노란색/출혈 위험 요인이 있는 경우 주의 필요
주황색 : 용량을 감량하거나(에독사반) 또는 저용량(다비가트란) 사용을 고려
빨간색 : 사용 금기
파란색(밝음) : 다약제의 경우 또는 NOAC의 혈중 농도를 감소시키므로 두 개 이상 상호작용이 있는 경우 주의 필요
파란색(어두움) : NOAC의 혈중 농도를 감소시키므로 금기
빗금 : 임상 또는 약동학 자료가 없음

표 9. NOAC 혈장 농도에 대한 일반적인 항뇌전증제의 예상 효과

	기전	다비가트란	아픽사반	에독사반	리바록사반
P-gp 기질(substrate)		O	O	O	O
CYP3A4 기질		X	O (≈25%)	X (<4%)	O (≈18%)
Drug					
Brivaracetam	-	알려진 관련 상호 작용 없음			
Carbamazepine	강한 CYP3A4/P-gp 유도; CYP3A4 경쟁	-29%	-50%(SmPC)	SmPC	SmPC
Ethosuximide	CYP3A4 경쟁	알려진 관련 상호 작용 없음			
Gabapentin	-	알려진 관련 상호 작용 없음			
Lacosamide	-	알려진 관련 상호 작용 없음			
Lamotrigine	P-gp 경쟁	알려진 관련 상호 작용 없음			
Levetiracetam	P-gp 유도; P-gp 경쟁				
Oxcarbazepine	CYP3A4 유도; P-gp 경쟁				
Phenobarbital	강한 CYP3A4/가능한 P-gp 유도		SmPC	SmPC	SmPC

	기전	다비가트란	아픽사반	에독사반	리바록사반
Phenytoin	강한 CYP3A4/P-gp 유도; P-gp 경쟁				
Pregabalin	-	알려진 관련 상호 작용 없음			
Topiramate	CYP3A4 유도; CYP3A4 경쟁				
Valproic acid	CYP3A4/P-gp 유도/억제				
Zonisamide	CYP3A4 경쟁; 약한 P-gp 억제	알려진 관련 상호 작용 없음			

흰색: 관련 약제간 상호작용이 예상되지 않음
노란색: 다약제의 경우 또는 두 개 이상의 노란색/출혈 위험 요인이 있는 경우 주의 필요
주황색: 용량을 감량하거나(에독사반) 또는 저용량(다비가트란) 사용을 고려
빨간색: 사용 금기
파란색(밝음): 다약제의 경우 또는 NOAC의 혈중 농도를 감소시키므로 두 개 이상 상호작용이 있는 경우 주의 필요
파란색(어두움): NOAC의 혈중 농도를 감소시키므로 금기
빗금: 임상 또는 약동학 자료가 없음

표 10. NOAC 혈장 농도에 대한 일반 약초의 예상 효과

	기전	다비가트란	아픽사반	에독사반	리바록사반
P-gp 기질(substrate)		O	O	O	O
CYP3A4 기질		X	O (≈25%)	X (<4%)	O (≈18%)
		Drug			
커큐민	P-gp억제				
마늘	경한 CYP3A4 억제 항응고/항혈전 효과				
생강	항응고/항혈전 효과				
은행	P-gp억제 항응고/항혈전 효과				
인삼	항응고/항혈전 효과				
녹차	P-gp억제 항응고/항혈전 효과				
길초근	경한 CYP3A4 억제				
서양고추나물 (St. John's wort)	P-gp/ BCRP/CYP3A4 유도				

흰색: 관련 약제간 상호작용이 예상되지 않음
노란색: 다약제의 경우 또는 두 개 이상의 노란색/출혈 위험 요인이 있는 경우 주의 필요
주황색: 용량을 감량하거나(에독사반) 또는 저용량(다비가트란) 사용을 고려
빨간색: 사용 금기
파란색(밝음): 다약제의 경우 또는 NOAC의 혈중 농도를 감소시키므로 두 개 이상 상호작용이 있는 경우 주의 필요
파란색(어두움): NOAC의 혈중 농도를 감소시키므로 금기
빗금: 임상 또는 약동학 자료가 없음

4. NOAC의 혈장 농도 측정 : 기술적인 접근, 적응증, 주의할 점

4.1. NOAC의 항응고 효과 평가

NOAC과 와파린을 비교한 4 개의 3상 무작위대조시험에서 혈장 농도를 측정하여 용량 조절을 하는 방식으로 진행되지 않았기 때문에 일상 진료 환경에서 NOAC 사용 시 모니터링을 할 필요가 없다.[74-77] 그러나, 드물지만 특수한 상황에서 NOAC의 항응고 효과 측정을 고려할 수 있다.

NOAC의 항응고 효과는 NOAC 혈장 농도를 정량화할 수 있는 특수한 응고 검사를 통해 측정할 수 있다.[78, 79] 가장 일반적인 응고측정기는 NOAC 혈장 농도를 30분 이내에 측정할 수 있다. 대부분 응고측정기는 NOAC 혈장 농도를 30분 이내에 측정할 수 있다. 기관들은 응급 상황을 대비하여 이러한 검사들이 24시간 가능하도록 한다. 반면, 현장 진단 검사(point-of-care test)들도 개발되어 일상 진료에 도입되고 있으나 널리 사용되지는 않고 있다.[80, 81]

항응고 인자 Xa 색소원측정법(anti-FXa chromogenic assays)를 통해 응고인자 Xa 억제제 농도를 측정할 수 있다. 낮거나 높은 혈장 농도를 상당히 높은 검사실 간 정밀도로 측정할 수 있다. 항응고 인자 Xa 활성도가 측정되지 않을 경우 임상적으로 의미 있는 약물 농도를 배제 할 수 있다. 반대로 희석트롬빈시간(diluted thrombin time, dTT) 검사는 물론 에카린색소원측정법(ecarin chromogenic assay, ECA)은 다비가트란 농도와 직선의 상관관계를 보이므로 다비가트란 농도의 정량적 평가에 사용할 수 있다. 임상 시험에서는 고성능액체크로마토그래피/질량분석법(High Performance Liquid Chromatography/Mass Spectrometry, HPLC/MS)을 사용하여 약제 농도를 측정하긴 하였으나, 다비가트란은 dTT/ECA 검사를 통해 그리고 응고인자 Xa 억제제는 항-응고인자 Xa 색소원측정법을 통해 근접하게 약물 농도 측정 및 모니터링을 할 수 있다. 이러한 측정 결과는 HPLC/MS에 필적하는 것으로 입증되었다.[82-84] 그러나 NOAC 치료 중인 환자들에서 검사실내 및 검사실 간 변이를 최소화하고, 다른 가능한 방법론적 한계를 고려할 때 항-응고인자 Xa 활성도 또는 dTT를 측정하기보다는 혈장 농도를 직접 측정하는 것을 추천한다.[85, 86] NOAC을 투약 중인 환자들의 예상 최고 및 최저 농도는 표를 통해 확인할 수 있다. NOAC을 투약 중인 환자에서 응고 검사를 할 때에는 NOAC 복용 시점과 채혈 시점을 아는 것이 중요하다. 응고 검사에서 NOAC의 최고 효과는 최고 농도에서 나타나는데 그 시점은 대략 약을 복용한 후 2-3시간 (±1시간)이다 (표 11).

표 11. NOAC으로 치료 중인 환자에서 혈장 농도 및 응고 검사

	다비가트란[65]	아픽사반	에독사반[50, 52]	리바록사반[67, 87, 88]
심방세동으로 치료받는 환자에서 NOAC의 예상 혈장 농도*				
최고농도	52-383	69-321	101-288	178-343
최저농도	28-215	34-230	12-43	12-137
통상적인 응고 검사에 대한 NOAC의 예상 영향				
PT	(↑) 최고 농도 시 (↑) 치료농도 초과 시	(↑) 최고 농도 시	↑치료농도 시 (민감한 검사가 사용될 경우) 정상 수치라도 최저 농도를 배제 못함	↑치료 농도시 (민감한 검사가 사용될 경우) 정상 수치라도 최저 농도를 배제 못함
aPTT	↑↑(↑) 정상 수치면 치료농도 초과는 배제할 수 있으나 치료농도 배제는 불가	(↑) 최고 농도 시	(↑) 최고 농도 시	(↑) 최고 농도 시
ACT	↑(↑) aPTT에 대한 효과와 동일	(↑)	(↑)	(↑)
dTT	↑↑↑↑ 정상 수치면 다비가트란 존재 배제 가능	–	–	–

ACT, activated clotting time (활성화응고시간); aPTT, activated partial thromboplastin time (활성화부분트롬보플라스틴시간); dTT, diluted thrombin time (희석트롬빈시간); PT, prothrombin time (프로트롬빈시간).

* [ng/ml] 5 – 95 % percentiles for FXa inhibitors and 10 – 90 % percentiles (ng/ml) for Dabigatran.

4.2. NOAC이 다른 응고 검사에 미치는 영향

통상적인 응고 검사인 PT, aPTT, 활성화응고시간 (ACT)은 NOAC의 항응고 효과를 정확하게 평가할 수 없고 (표 11), 치료 순응도 정보 또한 제공해 주지 못한다. 그러나, 다비가트란 치료 환자에서 정상 aPTT 수치를 보이면 과용량 상태는 배제할 수 있다. 아픽사반, 에독사반 및 리바록사반이 PT 수치에 미치는 영향은 사용된 PT 시약에 크게 의존한다. 따라서, 정상 PT 수치가 나오더라도 리바록사반, 에독사반, 그리고 특히 아픽사반이 치료 농도가 아니라고 할 수는 없다.[78, 86, 94] 와파린 모니터링을 위해 개발된 현장 진단 (point-of-care) INR 측정기는 NOAC 치료 환자들의 항응고 상태를 정확히 반영하지 못한다.

혈전탄성묘사법 (thromboelastography) 또는 회전혈전탄성측정법 (rotational thromboelastometry)은 NOAC 최저 농도에서 민감도를 상실하기 때문에 NOAC 활성도 평가를 위해 사용하기에 정보가 충분하지 않다.[86] 소변 검사는 NOAC 노출을 감지하는데 유용할 수 있지만 혈장 농도를 잘 반영하지 못한다.[86]

5. NOAC 복용 중 발생한 출혈 관리

5.1. 일반적인 측면

특정한 역전제가 없음에도 불구하고 NOAC 이 와파린보다 두개내 출혈 및 생명을 위협하는 출혈을 덜 유발한다는 것이 3상 연구에서 일관되게 증명되었다. NOAC은 와파린 대비 출혈 발생률이 비슷하거나 감소했을 뿐만 아니라 주요 (특히 두개외) 출혈을 경험한 환자도 출혈 위험도는 오히려 낮았다. 또한, NOAC 이 와파린 대비 생명을 위협하는 치명적인 출혈을 포함한 모든 원인으로 인한 사망률의 감소 효과를 보여주었다. 하지만, 더 많은 환자가 NOAC으로 치료를 받을수록 NOAC 관련 출혈 사건의 절대 수는 증가할 수 있다.[95-98] 따라서, 모든 종류의 출혈을 줄이기 위해서는 NOAC의 올바른 선택 및 용량을 확인하고, 동반된 고혈압, 당뇨 등의 출혈 위험 요인을 교정하며, 과도한 알코올 섭취의 중단 및 병용 중인 항혈소판제와, NSAID의 복용 등 출혈의 위험 요인을 평가하는 것이 중요하다.

출혈이 있는 NOAC 치료 환자를 최적으로 관리하기 위해 심장 전문의, 혈액내과 전문의, 응급 의사/중환자 치료 전문가, 외과 의사 등이 다학제 진료를 통한 협진 방식으로 병원 차원의 정책을 관리하는 것이 필요하다. 또한, 심각한 출혈 합병증 (뇌졸중 뿐만 아니라)이 발생한 환자에 대한 정기적인 다학제 간 검토 및 토론이 권장된다.

NOAC으로 치료받는 환자의 출혈 합병증을 관리하기 위한 전략은 임상 상황에 따라 다음과 같이 이루어진다 (그림 7).

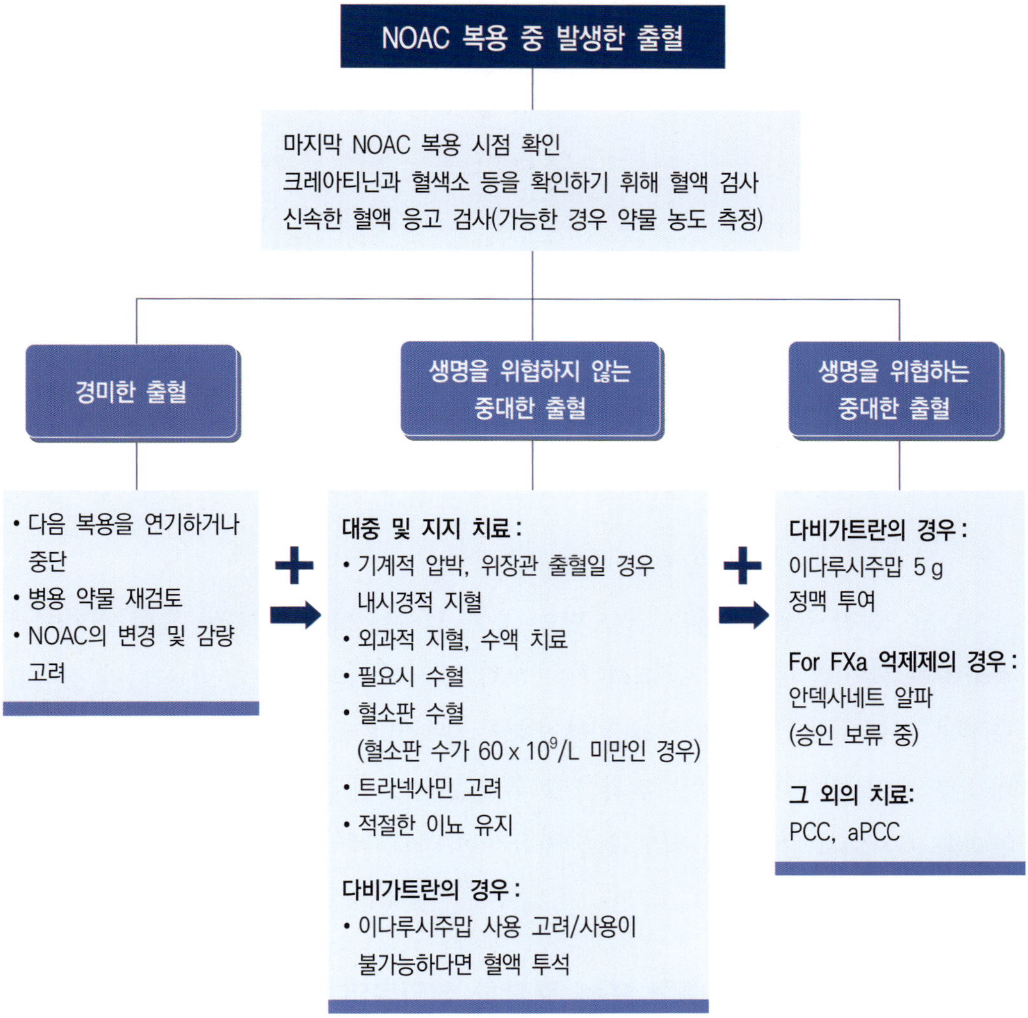

2022 KHRS NOAC guideline

그림 7. NOAC 복용 중 발생한 출혈에 대한 조치

(1) 출혈의 유형: 경미한 출혈, 생명을 위협하지 않는 주요 출혈, 생명을 위협하는 주요 출혈

- 위치, 범위, 환자의 연령, 동반 질환 등을 포함한 임상적 판단에 기초함
- 출혈에 관한 정의에 기반함 [예: TIMI,[99] International Society of Thrombosis and Hemostasis (ISTH),[100] GUSTO[101]]

(2) 환자의 치료에는 다음과 같은 요인을 고려한다

- 복용 시간
- 섭취 용량
- 신장 기능
- 혈장 농도에 영향을 미치는 기타 요인(예: 간 기능, 병용 약물 등)
- 지혈에 영향을 미치는 기타 요인(예: 항혈소판제 병용)

(3) 환자의 혈전색전증 위험을 고려한다

- 특히 혈전용해제 사용을 고려하거나, 항응고제 치료의 (조기) 재개 시의 혈전색전증의 위험 고려함

NOAC 혈장 농도 측정을 위한 혈액 응고 검사는 NOAC 관련 출혈 평가에서 중요하다. 하지만, 혈액 응고 검사는 NOAC 복용 자체의 영향 뿐만 아니라 심각한 출혈과 혈액 응고 장애로 인해 비정상적일 수 있다는 점을 염두해 두어야 한다. 반대로 응고 인자의 검사실 결과가 회복되었다고 해서 임상적으로 개선된 임상 결과를 가져오지 않는다는 점도 염두에 두어야 한다(예: 두개내 출혈의 경우).[102, 103]

5.2. 생명을 위협하는 출혈 또는 중요한 부위로의 출혈

NOAC 복용 중 생명을 위협하는 출혈이나 중요한 부위에 출혈이 있는 환자는 위에 설명된 표준 조치와 그림 8에 추가된 역전제 사용을 고려한다.[104, 105] 응고 수치 검사에 대한 결과값이 나오기 전이라도 임상적 평가에 따라 즉각적인 조치를 취해야 한다. 그리고 응고 인자의 정상화 자체가 반드시 출혈을 멈추기에 충분하지 않기 때문에 출혈 원인을 제거하기 위한 침습적인 중재술이 필요할 수도 있다. 또한, 직접적인 역전제의 사용 후에도 상당한 NOAC 효과가 일부 환자에서 다시 나타나서 반복적이거나 지속적인 출혈을 유발할 수 있으므로 지속적인 임상 양상의 모니터링이 필요하다.[106] 이러한 현상은 반감기가 짧은 안덱사넷 알파 투여 후 더 빈번하게 발생할 수 있으며, 이다루시주맙 투여 후에는 발생 빈도가 더 적음으로 알려져 있다.

5.2.1. 이다루시주맙 (Idarucizumab)

이다루시주맙 (Idarucizumab)은 다비가트란에 비특이적으로 결합하는 인간화 항체 단편이다. REVERSE-AD 연구에서 이 약물은 주요 출혈 또는 생명을 위협하는 출혈이 있거나 응급 수술이 필요한 다비가트란 환자에게 성공적으로 사용되었다. 이러한 결과는 REVECTO 레지스트리에서도 확인되었다. 이다루시주맙은 거의 모든 환자에서 몇 분 이내에 다기가트란의 항응고 활성을 완전히 역전시켰으며, 출혈 상황에서 1차 요법으로 간주된다. 총 5g의 이다루시주맙을 투여하게 되는데, 2.5g의 2회 용량 (총 5g)으로 각각을 5-10분에 걸쳐 각각 연속적으로 점적투여 또는 일시 투여한다. 이다루시주맙 5 g 용량은 예외적으로 높은 수준의 다비가트란을 완전히 중화하지 않을 수 있으며 (예: 과다 복용 또는 만성신장질환의 경우), 12~24시간 후에 낮은 수준의 다비가트란의 효과가 다시 나타날 수 있다. 24시간 후 임상적으로 적응증이 된다면 다비가트란을 정상 용량으로 다시 시작할 수 있으며, 헤파린을 포함한 다른 항응고제는 이다루시주맙의 영향을 받지 않는다. 이다루시주맙을 사용할 수 없는 경우 혈액 투석을 통해 약물을 제거하는 방법을 사용할 수 있다. 하지만 심각한 (생명을 위협할 수 있는) 출혈이 있는 환자에서 투석을 시작하는 것이 어려울 수 있어서 이다루시주맙을 사용할 수 없는 경우에 한하여 제한적으로 고려해 볼 수 있다.

5.2.2. FXa 억제제인 아픽사반, 에독사반 또는 리바록사반 (FXa 억제제)의 역전제[107]

안덱사넷 알파 (Andexanet alfa)는 FXa 억제제에 비특이적으로 결합하여 모든 FXa 억제제 (저분자량 및 UFH 포함)가 FXa를 억제하는 것을 방지하는 재조합 비활성 인간 FXa 유사체이다. ANNEXA-4 연구에서 안덱사넷 알파는 주요 출혈 또는 생명을 위협하는 출혈에 성공적으로 사용되었다. RE-VERSE-AD와 대조적으로 이 시험에는 응급 수술을 받는 환자가 포함되지 않았다. 이 약물은 사용 전에 동결 건조 분말로 제공된다. 15~30 분에 걸쳐 일시 투여한 후 마지막 복용 이후 시기에 따라 2 시간 동안 주입한다 (그림 8). 유럽과 미국에서 안덱사넷 알파는 승인되었으나 국내에서는 사용할 수 없다.

이다루시주맙

5g 주사 투여

(2.5g/50ml 바이알 두 개(5g)를 정맥투여, 두 바이알을 각각 5-10분에 걸쳐 연속적 점적투여 또는 일시투여

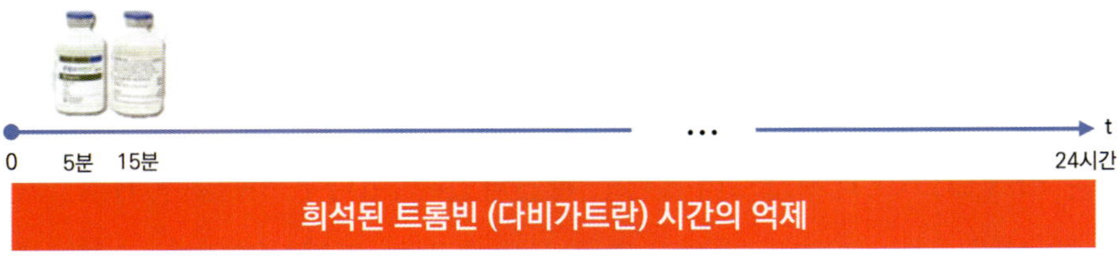

리바록사반, 아픽사반, 에독사반의 역전제: 안덱사넷 알파

15-30분에 걸쳐 일시투여 후 NOAC의 종류와 마지막 복용 시점에 따라 2시간 점적투여

마지막 용량	마지막 복용 시점	
	8 시간 이내	8시간 이상
아픽사반 ≤5mg / 리바록사반 ≤10mg / 에독사반 ≤30mg	저용량	저용량
아픽사반 〉5mg / 리바록사반 〉10mg / 에독사반 〉30mg	고용량	

저용량
-일시투여: 400mg (30mg/min)
-점적투여: 4mg/min (=480mg)

고용량
-일시투여: 800mg (30mg/min)
-점적투여: 8mg/min (=960mg)

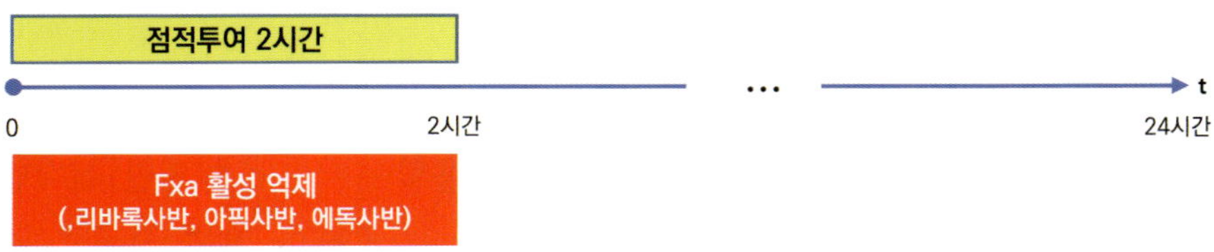

2022 KHRS NOAC guideline

그림 8. 이다루시주맙과 안덱사넷 알파 투여 및 효과

5.2.3. 응고 인자

NOAC에 대한 임상 시험 및 등록 데이터는 NOAC의 출혈 위험도가 낮아서 응고 인자의 투여가 거의 필요하지 않음을 보여주었다. 따라서 응고 촉진제의 NOAC 길항 효과는 잠재적인 혈전 효과와 신중하게 균형을 이루어야 한다. 동물 실험과 건강한 지원자를 대상으로 한 연구에서는 지혈 보조제로서 프로트롬빈 복합 농축물(Prothrombin Complex Concentrate), 이상 PCC 및 활성화된 PCC (aPCC)의 잠재적 유용성을 보여주었다. 위에서 지적한 바와 같이 대규모 3상 시험의 데이터는 NOAC에서 출혈에 대한 치료 결과가 와파린군(PCC/aPCC를 포함하여 다양한 출혈 치료가 적용됨)과 유사했음을 보여주었다. 활발한 출혈이 있는 NOAC을 복용

하는 환자에서 PCC 또는 aPCC의 임상 결과에 대한 효능은 무작위 배정 연구에서 확고하게 확립되지 않았다. 그러나 주요 출혈이 있는 환자를 대상으로 한 여러 관찰 연구가 발표되어 프로트롬빈 복합 농축물이 지혈을 도와주는 데 효과적인 것으로 나타났다. 반면에 두개내 출혈에서의 유용성은 불확실하다.[96, 108-112]

따라서 PCC 또는 aPCC는 특정 역전제를 사용할 수 없거나 즉각적인 지혈이 필요하거나, 생명을 위협하는 출혈이 발생한 경우 사용할 수 있다. 다만 PCC와 aPCC 중 선택은 가용성과 치료 센터의 경험에 따라 달라질 수 있다. aPCC는 강력한 응고 촉진 효과를 유도하므로 사용 경험이 있는 의사만 사용해야 한다.[113-116] PCC 및 aPCC는 결과 데이터가 없고, 현저한 응고 촉진 효과를 고려할 때 재조합 활성화 인자 VIIa (90 mg/kg)보다 선호된다. 신선 동결 혈장 (FFP)은 더 이상 유용한 역전 치료전략으로 간주되지 않는다. 새로 투여된 응고 인자를 억제하는 NOAC 이 혈장 내에 다량 잔존하기 때문에 다량의 FFP 가 필요할 수 있기 때문이다. 비타민 K와 프로타민 투여는 NOAC에 의한 출혈을 조절하는데 도움을 주지 못한다.[117, 118]

5.3. 두개외 출혈 후 항응고 개시

경미한 출혈의 경우 항응고제를 다시 시작할 수 있으며, 단순히 단일 용량을 연기하거나 건너뛰는 것만으로도 시작할 수 있다. 그러나, 생명을 위협하는 출혈은 항응고 치료 재개의 위험과 이점에 대한 신중한 재평가가 필요하다. 2 차적 (예: 외상 후 출혈) 또는 가역적 원인 (예: 암으로 인한 비뇨생식기 출혈)으로 인한 출혈의 경우 출혈의 원인이 제거되면 항응고제를 다시 투여할 수 있다. 반대로 명확한 2 차 또는 가역적 /치료 가능한 원인이 없는 생명을 위협하는 중증 출혈의 경우 항응고 요법을 다시 시작할 위험이 이점보다 클 수 있다. 그러한 경우에, 좌심방이 폐쇄술이 장기적인 항응고제의 대안으로 고려할 수 있지만, 항응고제의 사용 중 발생한 출혈 후 좌심방이 폐쇄에 대한 무작위 대조 연구의 자료는 아직 없다.

5.4. 출혈은 없지만 과량 투여 또는 잠재적인 출혈 위험을 나타내는 응고 검사가 있는 경우 고려할 조치

과도한 NOAC 혈장 농도는 잠재적으로 환자의 출혈 위험을 증가시킨다. 이것은 환자가 과량을 복용했을 때 발생할 수 있지만 신기능의 급성 저하(특히 다비가트란의 경우) 또는 알려진 상호 작용이 있는 약물의 투여는 NOAC 혈장 농도를 치료 농도 이상의 수준으로 증가시킬 수 있다. 관리 면에서 출혈이 있는 과량 투여와 출혈이 없는 과량 투여를 구별하는 것이 중요하다. 과량 투여가 의심되는 경우 NOAC 혈장 수준 평가는 출혈 위험을 결정하는 데 도움이 될 수 있다. NOAC의 상대적으로 짧은 혈장 반감기를 감안할 때 출혈의 증거가 없다면 대부분의 경우 기다리면 해결될 수 있다. NOAC의 반감기는 연령과 신장 기능을 고려하여 추정할 수 있다. 예외적인 경우에만 약물의 제거를 기다리는 응고 인자 (PCC, aPCC)의 투여를 고려해야 한다. 이러한 상황에서 출혈이 없는 환자의 응고 정상화 이점과 강력한 혈전 효과의 가능성을 신중하게 비교해야 한다(표 12).

표 12. 출혈이 발생한 경우 조치 방법

	다비가트란	아픽사반, 에독사반, 리바록사반
생명을 위협하지 않는 중대한 출혈	• 마지막 NOAC 복용 시점 확인 • 국소 지혈 • 수액 공급 • 필요시 수혈 • 혈소판 수혈 (혈소판 수가 60×10^9/L 미만이거나 혈소판 기능장애가 있는 경우) • Fresh frozen plasma: 역전제 역할이 아닌 plasma expander로 활용 • Tranexamic acid 고려 • Desmopressin 고려(응고 장애가 있는 등 특별한 경우)	
	• 혈장의 정상화 시간: • 정상 신기능: 12-24시간 • CrCl 50-80 mL/min: 24-36시간 • CrCl 30-50 mL/min: 36-48시간 • CrCl <30 mL/min: 48시간 이상 • 적절한 이뇨 유지 • 이다루시주맙 고려	• 정상화 시간: 12-24 시간
생명을 위협하는 중대한 출혈	• 위의 내용 포함 • 역전제 : 이다루시주맙 5 g 정맥 투여 (2.5 g을 각각 15분 이내의 간격으로 정맥 투여)	• 위의 내용 포함 • 역전제 : 안덱사네트 알파

6.

응급 수술이 필요한 환자

응급 수술이 필요한 경우 모든 NOAC은 즉각 중단해야 한다. 구체적인 사항은 응급도에 따라 다르며 그림 9에 정리되어 있다.

6.1. 즉각적 수술

생명, 사지 또는 장기의 생존을 위해 즉각적으로 시행되어야 하는 심장, 혈관, 신경 외과적 수술을 말한다. 다비가트란을 복용 중이던 환자는 중등도 이상의 출혈 위험도가 있는 수술일 경우는 역전제인 이다루시주맙을 사용하는 것이 바람직하다.[119, 120] 이다루시주맙을 사용한 REVERSE-AD 연구는 출혈이 있는 환자와 응급 수술을 받는 환자를 모두 포함하였으나 안덱사넷 알파를 사용한 ANNEXA-4 연구는 급성 출혈을 경험한 환자만 포함되었다.[107] 하지만 연구 결과를 토대로 볼 때 안덱사넷 알파도 응급 수술이 필요한 상황에서 사용할 수 있을 것으로 보인다. 이다루시주맙과 달리 안덱사넷 알파는 FXa를 비특이적으로 억제하는 약제이기 때문에 응급 수술 이후의 치료 예를 들면, 헤파린 사용 등에 영향을 줄 수 있음을 반드시 염두해 두어야 한다.[121, 122] 역전제를 사용할 수 없는 상황이라면 아직 효과와 안전성에 대한 증거가 부족하긴 하지만 PCC 또는 aPCC의 사용을 고려해야 한다.[113, 123] 또한 역전제를 사용할 수 없는 상황에서는 경막외 혈종을 피하기 위해서 척추 마취보다는 전신 마취가 권장된다.

6.2. 긴급 수술

긴급 수술은 잠재적으로 생명, 사지 또는 장기의 생존을 위협할 수 있는 상황, 골절의 교정, 통증의 완화 등을 위해 수 일 내에 시행되어야 하는 수술을 말한다. 마지막 NOAC 복용 후 적어도 12시간 또는 가능하다면 24시간 동안 수술 또는 시술을 연기해야 한다. 수술을 연기하는 것이 임상 경과를 악화시킬 것으로 예상된다면 다비가트란의 경우 이다루시주맙을 투여하는 것을 고려해 볼 수 있다. 또한 역전제 또는 PCC 등의 투여가 필요할 지를 평가하기 위해 혈액 응고 검사 결과를 확인해 볼 수 있다.

6.3. 신속 수술

생명, 사지 또는 장기의 생존을 위해 즉각적으로 시행되어야 하는 상황은 아니지만 신속한 치료를 요하는 경우로 수 일 내에 시행되어야 하는 수술을 말한다. 이러한 상황에서는 사전에 계획해서 시행하는 수술에 적용되는 규칙에 따라 NOAC을 중단하고 진행한다.

모든 경우에 있어서, 특히 지혈제를 사용하기 전에는 환자의 혈액 응고 상태를 평가하기 위해 PT, aPTT, anti-FXa, 또는 dTT/ECA 등의 응고검사를 시행해야 한다. 역전제 또는 지혈 촉진제의 사용은 환자의 임상 상황에 따라 결정된다 하더라도 이러한 초기 검사 결과가 이후의 치료에 중요한 의미를 가질 수 있다. 또한 NOAC의 혈장 농도의 측정이 환자의 항응고 상태와 NOAC 효과의 감소를 평가하는데 큰 도움이 될 수 있다.

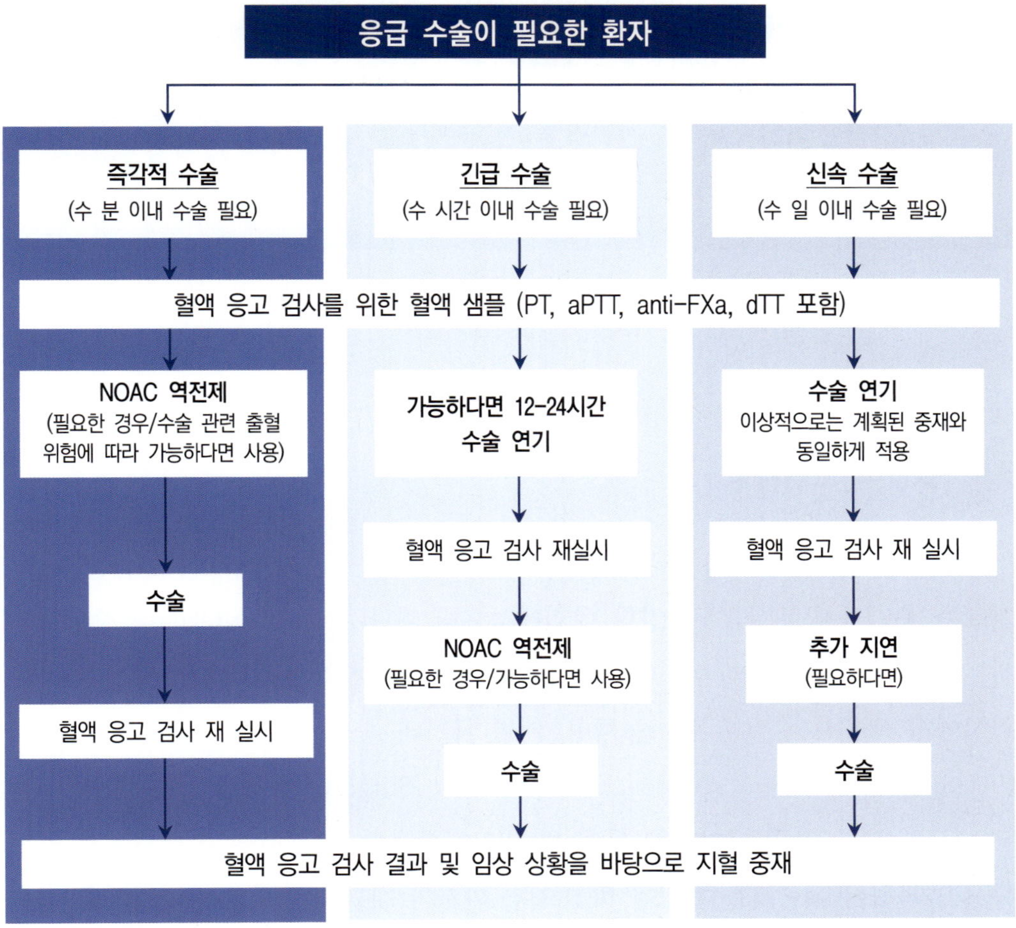

2022 KHRS NOAC guideline

그림 9. NOAC을 복용중인 환자에서 응급 수술이 필요한 경우 조치

7. 침습적 시술, 수술, 전극도자 절제술이 계획되어 있는 환자

7.1. 일반적 고려사항

항응고 치료를 받는 환자 중 약 1/4이 2년 이내 침습적 시술로 일시적으로 항응고 치료를 중단하게 된다.[124] 다양한 학회에서 수술이나 시술 전 NOAC을 중단해야 하는 시점에 대해서 약간씩 다르게 권고하고 있다. 따라서 이 모든 권고 사항을 임상에서 적용하는 것은 불가능하며, 개별 국가의 사정에 맞춰 고려되어야 한다. PAUSE (Perioperative Anticoagulant Use for Surgery Evaluation) 연구와 각 NOAC의 등록 연구 데이터를 통해 위 권고사항들이 다양한 임상 상황에서 안전하고 효과적이라는 것을 뒷받침 하였으나, 환자의 개별화된 접근이 안정성을 더욱 높일 수 있다.[125, 126]

수술과 침습적인 시술은 일시적인 NOAC 중단이 필요하지만, 상대적으로 덜 침습적인 일부 시술의 경우에는 출혈의 위험도가 적어 NOAC을 최소한으로 중단하거나 중단하지 않고 진행할 수 있다 (표 13). 그러나 환자의 특성과 시술의 위험도를 함께 고려하여 언제 NOAC을 중단하고 재시작할 지를 결정해야 한다 (그림 10). 표 14, 15에서 제시된 기본적인 NOAC 중단 기간은 환자의 이득/위험을 따져 고려되어야 하며 개별 기관 특성에 맞춰 항응고 치료 중단 전략을 수립하는 것이 권고된다. 모든 환자들에게는 마지막 NOAC 복용에 대한 날짜와 시간이 명시된 자료가 제공되어야 한다.

표 13. 출혈 위험에 따른 계획적 시술/수술의 분류

출혈 위험이 미약한 경우
1-3개의 발치, 치주 수술, 임플란트, 치은연하 스케일링/클리닝
백내장, 녹내장 수술
조직검사 없는 진단적 내시경
피부 수술 (농양절개, 피부과적 절제, 피부 조직검사)
심박동기 및 제세동기 이식술
전기생리학검사 및 전극도자절제술
계획된 관상동맥/말초동맥 중재술
근육 주사 (백신 접종)

저 출혈 위험 시술 (출혈이 드물게 발생하거나 혹은 발생하더라도 임상적으로 큰 문제가 되지 않는 경우)
복잡한 치과 시술
조직검사를 동반한 내시경
소형 정형외과 수술 (발, 손, 관절내시경)

고 출혈 위험 시술 (출혈이 자주 발생되거나 혹은 발생했을 경우 치명적인 경우)
심장 수술
흉부 수술
신경외과 수술
척추 마취, 경막외 마취, 요추 천자
복부 수술 (간 조직검사)
복잡한 내시경 시술 (용종 절제술, 괄약근절개술을 포함)
말초동맥혈관재생술 (대동맥류, 혈관우회술)
주요 비뇨기과 수술 / 조직검사 (신장 조직검사)
체외 충격파 쇄석술
주요 정형외과 수술
복잡한 침습적 심장 중재술 (전극선 제거술, 전극도자 절제술, 만성폐색병변 관상동맥 중재술)

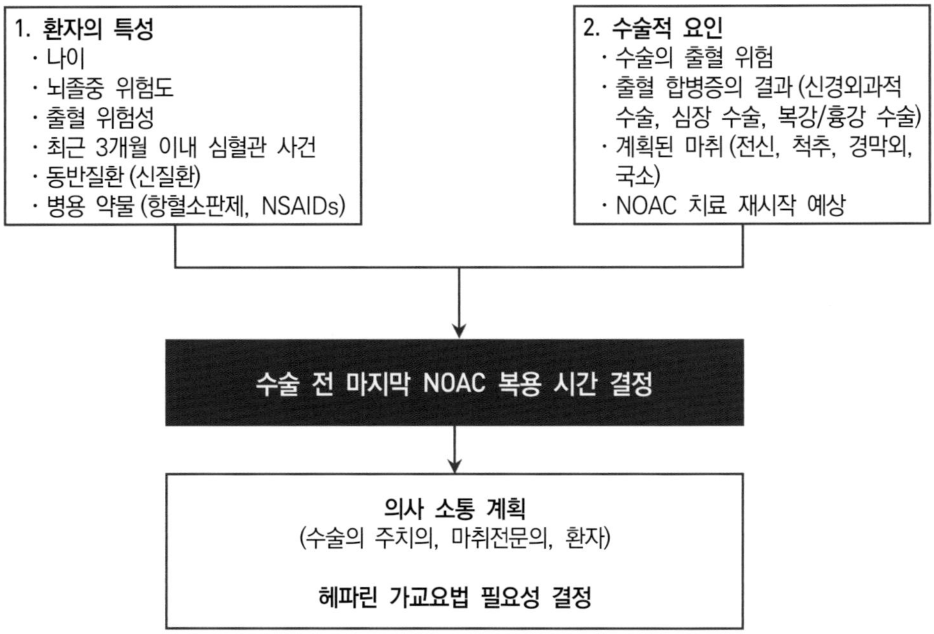

2022 KHRS NOAC guideline

그림 10. 수술 전후 NOAC 관리

표 14. 계획된 시술/수술 전 마지막으로 NOAC을 복용해야 하는 시간

	다비가트란		아픽사반, 에독사반, 리바록사반	
• 출혈 위험이 중요하지 않거나 국소 지혈이 가능한 경우 : 최저 혈중약물농도 수준에 시행 (마지막 투약 후 12-24시간)				
	출혈 저위험	출혈 고위험	출혈 저위험	출혈 고위험
CrCl≥80 mL/min	≥24시간	≥48시간	≥24시간	≥48시간
CrCl 50-79 mL/min	≥36시간	≥72시간	≥24시간	≥48시간
CrCl 30-49 mL/min	≥48시간	≥96시간	≥24시간	≥48시간
CrCl 15-29 mL/min	적응 안됨	적응 안됨	≥36시간	≥48시간
CrCl 〈 15 mL/min	공식적인 적응증 아님			
• 헤파린으로 가교 치료를 하지 않음				
• 출혈 저위험의 경우 수술 후 24시간 이후 NOAC 재 투약 • 출혈 고위험의 경우 수술 후 48-72 시간 이후 NOAC 재 투약				

표 15. 계획된 시술/수술 시 NOAC의 중단 및 재 투여

<table>
<tr><th></th><th></th><th>4일전</th><th>3일전</th><th>2일전</th><th>1일전</th><th colspan="4">수술일</th><th>수술 후 1일</th><th>수술 후 2일</th></tr>
<tr><td rowspan="4">미약한 출혈 위험</td><td>다비가트란</td><td>○ ○</td><td>○ ○</td><td>○ ○</td><td>○ ○</td><td rowspan="4"></td><td rowspan="4"></td><td rowspan="4">수술 후 6시간 이상 경과</td><td>(○)</td><td>○ ○</td><td>○ ○</td></tr>
<tr><td>아픽사반</td><td>○ ○</td><td>○ ○</td><td>○ ○</td><td>○ ○</td><td>(○)</td><td>○ ○</td><td>○ ○</td></tr>
<tr><td>에독사반
리바록사반
(오전 복용)</td><td>○</td><td>○</td><td>○</td><td>○</td><td>(○)</td><td>○</td><td>○</td></tr>
<tr><td>에독사반
리바록사반
(오후 복용)</td><td>○</td><td>○</td><td>○</td><td>○</td><td>(○)</td><td>○</td><td>○</td></tr>
<tr><td rowspan="4">출혈 저위험</td><td>다비가트란</td><td>○ ○</td><td>○ ○</td><td>○ ○</td><td>(○)</td><td rowspan="4">가교 필요 없음</td><td rowspan="4">수술</td><td rowspan="4"></td><td>(○)</td><td>○ ○</td><td>○ ○</td></tr>
<tr><td>아픽사반</td><td>○ ○</td><td>○ ○</td><td>○ ○</td><td>(○)</td><td>(○)</td><td>○ ○</td><td>○ ○</td></tr>
<tr><td>에독사반
리바록사반
(오전 복용)</td><td>○</td><td>○</td><td>○</td><td>(○)</td><td>(○)</td><td>○</td><td>○</td></tr>
<tr><td>에독사반
리바록사반
(오후 복용)</td><td>○</td><td>○</td><td>○</td><td></td><td>(○)</td><td>○</td><td>○</td></tr>
<tr><td rowspan="4">출혈 고위험</td><td>다비가트란</td><td>○ ○</td><td>○ ○</td><td colspan="2" rowspan="4">가교 필요 없음</td><td rowspan="4">가교 필요 없음</td><td rowspan="4">수술</td><td colspan="3" rowspan="4">병원 별 상황에 따른 수술 후 혈전 예방 치료</td><td>○ ○</td></tr>
<tr><td>아픽사반</td><td>○ ○</td><td>○ ○</td><td>○ ○</td></tr>
<tr><td>에독사반
리바록사반
(오전 복용)</td><td>○</td><td>○</td><td>○</td></tr>
<tr><td>에독사반
리바록사반
(오후 복용)</td><td>○</td><td>○</td><td>○</td></tr>
</table>

7.2. 수술 또는 침습적 시술 전 혈액 검사

특수화된 항응고 검사는 혈액의 잔여 약제 농도를 측정할 수 있으므로, 고위험 시술이나 수술의 경우에 진행해볼 수 있다.[127] 다만 이론적으로는 합리적이지만, 아직 NOAC의 잔여 혈액 농도에 근거하여 NOAC 중단 기간을 결정하는 전략이 전향적인 연구에서 그 효과가 입증되지 않았고, 각각의 시술 위험도에 따른 NOAC 농도의 참고 범위도 입증되지 않았다. PAUSE 연구에서 저위험 시술을 받는 환자들은 상대적으로 NOAC 중단 기간이 짧기 때문에 경도 (≥ 30 ng/mL) 혹은 중등도 (≥ 50 ng/mL)의 NOAC 농도를 보이는 경우가 많았다.[128] 고위험 시술의 경우, CrCl < 50 mL/min, 표준 NOAC 용량 사용, 몸무게 < 70 kg, 여성이 높은 NOAC 혈액 농도와 관련이 있었다.[129] CORIDA 연구에서는 CrCl < 50 mL/min, 특정 항부정맥제 사용 (amiodarone, verapamil, diltiazem)이 높은 NOAC 농도와 관련이 있었다. 하지만 PAUSE와 CORIDA 연구 모두에서 높은 NOAC 혈액 농도와 출혈의 위험이 독립적인 상관 관계가 있는 것은 아니었다.[128, 129] 그러므로 잔여 NOAC 혈액 농도 측정이 고위험 시술을 받는 환자들에게 선택적으로 고려될 수 있지만, 대체적으로 위 가이드라인에서 권고한대로 중단 시점을 정하는 것이 안전할 것으로 생각된다. 중요한 것은 만약 NOAC이 72시간 이상 중단되었다면 신기능이 매우 저하된 환자들을 제외하고는 잔여 NOAC 농도는 매우 미미할 것으로 예측된다는 것이다.[128, 129]

7.3. 출혈 위험에 따른 중단 기간

출혈 위험에 따른 분류 표 13에 근거한 NOAC 중단 방법은 표 14, 15에 정리되어 있다.

7.4. 가교 요법 (Bridging therapy)

수술 전 저분자량 헤파린이나 미분획 헤파린으로 가교 요법을 하는 것은 항응고 효과를 예측할 수 있는 NOAC 약제의 특성상 추천되지 않는다. 와파린으로 항응고 치료를 받는 환자들에게 저분자량 헤파린이나 미분획 헤파린으로 가교 요법을 하는 것은 색전증의 발생 위험을 줄이지 못할 뿐만 아니라 오히려 출혈의 위험을 높이는 것으로 알려져 있다.[130] 이와 유사하게 NOAC을 가교 요법을 하는 것 역시 출혈의 위험을 높인다.[124, 131-133]

와파린 사용 경험에 비추어 볼 때 색전증의 매우 고위험 상황에서는 가교 요법을 고려해 볼 수 있다. 최근 3개월간 혈전색전증이 발생한 과거력이 높은 환자가 출혈의 위험이 높은 긴급 수술을 받는 경우나 이전 NOAC 치료를 받고 있던 중에도 혈전증이 발생한 과거력이 있는 환자들이다.[134] 이런 경우에는 특정 시간에 맞춰 NOAC을 중단하고 가교 요법을 하는 것을 여러 관련 부서와 협의하여 결정할 수 있다. 위 환자들은 현재까지 여러 연구들에서 배제되었던 환자들이므로 향후 위 환자들을 포함한 연구가 필요하다.

7.5. 침습적 시술 이후 NOAC 재투약 시점

시술 이후 즉시 완전한 지혈이 이루어졌다면, 대체적으로 6-8시간 후에 NOAC을 재시작할 수 있다. 하지만 일부 수술의 경우에는 48-72시간 이후에 NOAC을 재시작하더라도 출혈의 위험이 존재하는 경우가 있다. 위의 경우에는 수술 이후 저분자량 헤파린으로 혈전의 발생 위험을 막고, 약 48-72시간 이후에 NOAC을 재시작하는 것을 고려해볼 수 있다. 이와 비슷하게, 경구섭취가 불가능한 환자들의 경우에도 헤파린을 사용하는 것을 고려해볼 수 있다. 하지만 심방세동 환자에서 수술 후 정맥 혈전증을 예방하기 위해 NOAC의 감량 용량을 일률적으로 사용하는 것에 대한 효과와 안정성은 아직 알려져 있지 않다.

7.6. 전극도자 절제술에 관한 고려 사항

좌심방 전극도자 절제술은 서혜부 출혈 및 심방중격천자 및 전극도자 조작과 관련된 중대한 출혈 위험을 갖고 있다. 또한, 시술과 관련된 혈전색전증의 발생 위험도가 높다.[135, 136] 최근 국제 가이드라인은 와파린의 적절한 효과를 유지하며 (INR 2.0-2.5) 시술을 진행하는 것을 추천하고 있다.[1, 137] 이는 헤파린 가교 요법을 하는 것에 비해 색전증과, 출혈의 발생 위험도가 낮기 때문이다. NOAC을 중단하지 않는 전략과 와파린 항응고치료를 비교한 여러 무작위연구 연구가 발표되었다.[138-141] 이들 연구에서 하루에 1회 복용하는 NOAC은 시술 전일 저녁에 투여되었으며,

하루 2회 복용하는 NOAC은 시술 당일 오전까지 투약되었다.[142] NOAC 치료는 전반적으로 와파린에 비해 주요 출혈 위험이 적었고, 혈전색전증의 발생 위험은 와파린에 비해 높지 않았다. 따라서 NOAC을 중단하지 않고 심방세동 전극도자 절제술을 하는 것은 안전하고 효과적인 방법으로 추천된다.

하루 1회 복용하는 NOAC은 시술에 앞서 예를 들어 약 1주 전부터 NOAC을 저녁에 복용하도록 투약 방법을 변경하는 것을 고려해 보아야 한다. 시술 전 하루 2회 복용하는 NOAC 약제로 변경하는 것도 좋은 방법이다.[140, 141] 이때, 마지막 NOAC 용량을 시술 당일 오전에 투여할지 혹은 시술 전일 저녁에 투약할지에 대해서는 환자의 신기능, 시술 시작 시간, 좌심방 천자 후 헤파린 투약 시점, 시스(sheath) 제거 전 프로타민 투여 시점 등 다양한 요소들을 고려해서 결정해야 한다.[135, 143] 특히 시술 전일 오후에 약제가 투여된 경우에는 시술 이후에는 혈중 내 항응고제 농도가 매우 낮을 수 있음을 알아야 한다.[142] 현재까지 위 두 가지 방법을 비교한 무작위 배정 연구는 존재하지 않는다. 다만 RE-CIRCUIT 연구에서 다비가트란을 복용한 그룹에서 5례의 주요 출혈 사건이 발생하였는데, 마지막 투약을 시술 4시간 이내에 복용한 사람이 2명, 4-8시간 내 복용한 사람이 3명이었다. 더욱이 다비가트란 그룹의 19.6% 환자들이 마지막 투약 시점이 최소 시술 8시간 전이었다. 따라서 이런 면에서는 하루 2회 복용하는 NOAC약제는 시술 당일 오전 용량을 중단하는 것도 합리적인 선택일 수 있다.

NOAC을 복용했던 환자들과 이전 항응고 치료를 받지 않았던 환자들 모두 심방세동 전극도자 절제술 전에 기본적으로 좌심방내 혈전이 없는지 확인하는 것이 권고된다.[144]

전극도자 절제술 동안에는 헤파린을 이용하여 ACT를 300-350초로 유지해야 한다.[144] NOAC종류에 따라 필요한 헤파린 용량은 다를 수 있다.[145, 146] 실제로 다비가트란을 복용한 환자들은 기저 활성화된 응고 시간 값이 다른 응고인자 Xa 억제제를 복용한 환자들에 비해 증가되어 있을 수 있다.[147] 하지만 와파린을 복용한 환자들과 NOAC을 복용한 환자들 모두 동일한 활성화된 응고 목표 시간을 적용해야 하는지에 대해서는 아직 그 근거가 부족하다. NOAC은 시스(sheath) 제거 후 적절하게 지혈되고, 심낭삼출이 없다면 3-5시간 후 다시 재시작 할 수 있다(그림 11).[143]

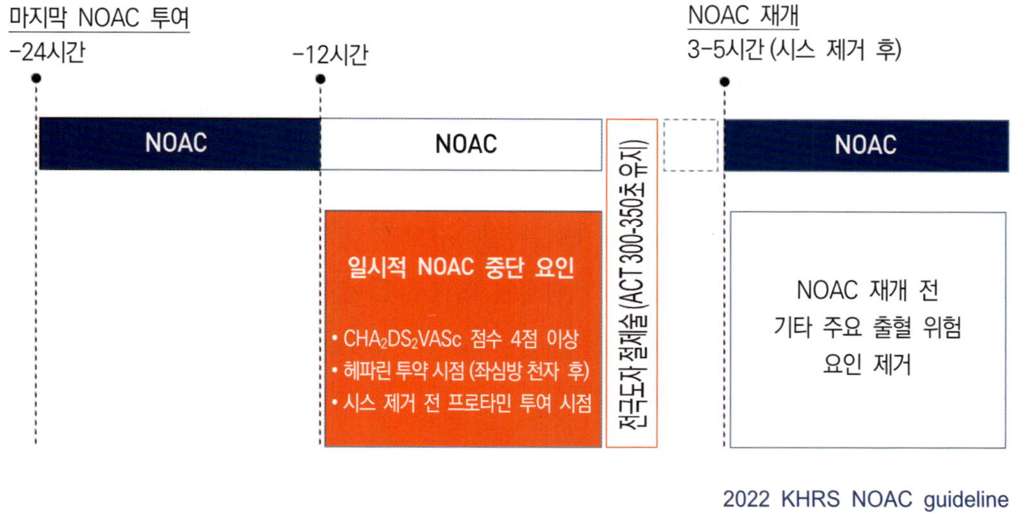

그림 11. 전극도자 절제술 전후 NOAC 관리

7.7. 심장 수술시 고려 사항

7.7.1. 심장 수술 전후 NOAC 사용

심장수술은 출혈의 발생 위험이 높은 수술이다. 그러므로 EACTS (European Association for Cardio-Thoracic Surgery) 가이드라인에 따라 수술 48시간 전에 NOAC을 중단하는 전략이 적용된다.[148] 고령의 환자와 만성신질환 환자에서도 최대 중단 기간을 72-96시간 이상 넘기지 않는 것이 좋다. NOAC 복용 후 72시간이 지났다면 혈중 내 잔여 NOAC 농도는 매우 낮으므로 신기능이 매우 낮은 경우를 제외하고는 수술 전 NOAC 농도 검사를 하는 것은 큰 의미가 없다.[128, 129] 또한 수술 전 저분자량 헤파린으로 가교 요법을 하는 것도 추천되지 않는다.

긴급 심장 수술이 필요한 환자들은 NOAC 농도를 검사해보는 것이 출혈의 발생 위험을 예측하는데 도움이 된다. EACTS 가이드라인에서는 혈액 농도가 30 ng/mL 미만인 경우 수술이 안전하다고 제시하고 있다.[148] 하지만 이에 대한 전향적인 연구 결과는 현재 없는 상태이다. 만약 혈액 농도가 이보다 높고, 지체할 시간이 없다면 NOAC 역전제 사용을 고려해볼 수 있다.[119] 현재 응고인자 Xa 억제제인 안덱사넷 알파가 다비가트란의 역전제인 이다루시주맙 만큼 효과와 안전성을 갖는 지는 명확하지 않다. 특히나 안덱사넷 알파는 부혈전 효과가 있고, 미분획 헤파린을 포함한 다른 응고인자 Xa 억제제를 억제하는 효과는 심폐우회(cardiopulmonary bypass) 수술 시에 헤파린을 사용하지 못하게 해서, 아가트로반이나 비발리루딘같은 직접 트롬빈 저해제를 사용해야 하는 문제점을 일으킨다.[122] 이런 안덱사넷 알파의 단점과 높은 가격으로 인해 응고 인자 Xa 억제제의 효과를 없애기 위해서는 PCC나 aPCC가 좀 더 적합해 보이지만, 이마저도 잠재적인 부혈전 효과가 있으므로 주의해서 사용해야 한다.[148, 149]

수술 이후에 NOAC의 재개 시점은 지혈 및 여러 임상 상황을 고려하여 결정해야 한다. 미분획 헤파린과 저분자량 헤파린은 효과가 빠르고, 짧게 지속되며 역전제 사용이 가능하므로 초기 심장 수술 이후에 12-48시간이 경과한 시점에 심방세동으로 인한 색전증 예방 용도로 사용할 수 있다.[148] 이후에 지혈이 완전하게 되고, 추가적인 시술이나 수술이 계획되어 있지 않다면 미분획 헤파린/저분자량 헤파린을 NOAC으로 변경할 수 있지만, 판막 수술을 한 경우에는 NOAC 사용의 금기에 해당되지 않는지 따져보아야 한다.

7.7.2. 심장 수술 후 추가적인 시술이 필요한 경우 (흉관 삽입, 심장외막 박동기 유도선 제거 등)

아직까지 이에 대한 데이터는 충분하지 않으나, 심장외막 박동기 유도선 제거는 출혈위험이 낮은 시술에 해당된다. 24시간의 NOAC 중단 후 제거할 수 있으나, 혈소판 감소, 항혈전제 치료, 신장 질환 등 여러 요소들을 고려하여 결정해야 한다. 따라서 추가적인 시술이 예상되는 경우에는 NOAC 재사용을 늦추는 것도 좋은 방법이다.

7.7.3. 관상동맥 우회술 이후 NOAC사용

심방세동이 없는 환자에서는 관상동맥 우회술 이후 이중 항혈소판 요법이 이식 혈관 개통 유지와 낮은 사망률과 관련이 있어 현재 널리 사용되고 있다(dual antiplatelet therapy).[150-152] 심방세동이 동반된 환자라면 단독 항혈소판제 (아스피린 또는 클로피도그렐)와 NOAC을 병합하여 복용하는 것이 합리적으로 보인다. 하지만 무작위 배정 연구로 이것이 증명된 적은 없다. 다만 이중 항혈소판 요법과 NOAC의 동시 사용은 출혈의 위험을 높이기 때문에 바람직하지 않다. 관상동맥 우회술 이후 1년 경과하면 다른 관상동맥질환 환자들처럼 NOAC 단독 요법으로 유지해도 좋을 것이다.[153]

7.7.4. 수술적 심방세동 치료 및 좌심방이 수술을 한 경우

2021 대한부정맥학회 심방세동 가이드라인에서는 CHA_2DS_2-VASc 점수에 따라 동일하게 심방세동 수술과 좌심방이 폐색/제거술의 성공 여부와 관계없이 항응고 치료를 할 것을 권유하고 있다.

8.
관상동맥질환이 동반된 심방세동 환자

관상동맥질환과 심방세동이 함께 있는 경우는 흔하지만 항응고제와 항혈소판제의 병용 유무와 그 선택에 있어 다방면의 검토가 필요하다. CHA_2DS_2-VASc가 1점 이상인 심방세동 환자에서 동반된 관상동맥질환이 있는 경우 대부분 다른 심혈관계 위험인자를 동반하는 경우가 많으므로 항응고제 사용의 적응증이 된다. 일정 기간의 이중 항혈소판 요법이 스텐트 혈전증과 재발성 급성 관상동맥증후군의 예방에 필수적이나, 이중 항혈소판 요법은 뇌경색을 예방하기에는 충분치 않다. 반면, NOAC은 뇌경색 예방에 필수적이나, 이 자체만으로는 급성관동맥증후군(acute conronary syndrome, 이상 ACS)이나 스텐트 삽입 후 새로이 발생하는 관상동맥 사건들을 예방하기에는 충분하지 않다. 항응고 치료가 부족하면 관상동맥 사건 혹은 뇌경색의 위험이 있고, 지나치면 출혈의 위험이 있으므로, 항응고 치료의 선택이 굉장히 어려운 임상적 문제이다.

8.1. 2제 요법 vs. 3제 요법

8.1.1. 2제 혹은 3제 요법에서 NOAC vs. 와파린

4가지 전향적인 무작위 연구에서 급성관동맥증후군 또는 경피적관상동맥중재술(Percutaneous coronary intrervention, 이상 PCI)을 시행받은 심방세동 환자에서 다양한 조합으로 NOAC 또는 와파린을 항혈소판제와 병합하여 출혈 사건을 줄일 수 있는지 비교하였다.[154-157] 이 연구들은 1차 결과 지표로 출혈에 중점을 두었고, 2차 결과 지표로 뇌경색과 관상동맥 사건을 분석하였다. 종합해보면, NOAC과 P_2Y_{12} 억제제(대부분 클로피도그렐)의 2 제 요법이 와파린과 아스피린, P_2Y_{12} 억제제를 사용한 3 제 요법보다 출혈의 위험도가 낮았다. 출혈 위험도의 감소는 와파린 대신 NOAC을 사용한 것과 더불어 아스피린을 생략한 것에 기인한 것으로 보이며,[154, 158] 이런 효과는 PCI를 시행 받지 않은 환자에서도 확인되었다.[158, 159]

비록 4 개의 연구가 스텐트 혈전증에 대한 분석을 하기에는 검증력이 낮았으나, NOAC을 근간으로 한 2제 요법은 4 개의 연구에서 비교적 매우 낮은 관상동맥 허혈 사건을 보여 관상동맥 허혈성 사건 예방에 있어서도 안전하다고 생각된다.[155-158] 최근의 네트워크 메타분석에서는 NOAC 과 P_2Y_{12} 억제제의 2 제 요법이 이중 항혈소판요법이 포함된 다른 항응고치료요법에 비해 관상동맥 혈전 위험을 유의하게 높이지는 않으면서 출혈의 위험도는 낮춘다고 발표하였으나,[158] 일부 4 가지 NOAC 무작위연구를 포함한 다른 메타 분석에서는 아스피린을 생략한 경우에 적지만 통계적으로 유의하게 관상동맥(뇌경색은 아님) 사건이 증가한다고 보고 되었다.[160-163]

8.1.2. ACS/PCI 후 3 제 요법의 유지 기간

최근 미국 및 유럽심장학회 가이드라인에 따르면, 짧은 기간 동안의 3제 요법은 PCI를 시행받은 모든 심방세동환자에서 1주 이내로 권고된다.[164, 165] 약물을 치료하는 비ST 분절 상승 ACS환자에서는 NOAC과 단독 항혈소판제(주로 클로피도그렐) 치료를 유지하도록 한다.[164] 하지만, 앞서 언급한 4 개의 무작위연구에서는 PCI 후 수 시간에서 >10일 이후 까지의 환자가 등록되었다. 따라서 비교적 저위험군의 환자들이 포함되어 분석이 되었을 가능성을 배제할 수 없다. 또한 앞서 다양한 기간 동안 3 제 요법으로 치료 받은 상당수의 환자들이 NOAC 근간의 2 제 요법으로 무작위 배정이 되었을 수 있다. 최종적으로 4 개의 무작위 연구 모두에서 NOAC을 근간으로 한 2제 요법이 와파린을 근간으로 한 3 제 요법에 비해 출혈 위험이 적었으나, 이것이 사망률 감소로 이어지지는 못했다. 따라서, 복잡 병변 PCI나 스텐트 혈전증의 기왕력이 있는 환자를 포함한 동맥 혈전증의 고위험군 환자들에서는

NOAC과 이중 항혈소판요법을 병합한 3 제 요법을 30일까지 연장하여 투약하는 것이 권고 된다. 반면 30 일 이상에서 3 제 요법 유지는 일반적으로 권고되지 않는다.[166]

항혈전제의 기간 뿐만 아니라 종류에 대한 선택은 개개인의 동맥혈전성/심장혈전성/출혈성 위험에 따라 결정해야 한다.[167] CHA_2DS_2-VASc 및 Global Registry of Acute Coronary Events (GRACE) 점수와 같은 공인된 도구를 이용한 뇌경색과 심허혈성 위험도 평가가 매우 중요하다.[165, 167] 출혈 위험도의 평가와 더불어 가역적인 출혈 위험을 교정 및 감소시키는 노력이 필요하다. 항응고제와 항혈소판제를 병용하는 모든 환자에서 PPI의 사용이 권유된다.

8.1.3. 2 제 / 3 제 요법에서 NOAC 용량 결정

NOAC의 용량은 각각의 NOAC 용량 감량 기준에 해당되는 경우에만 감량 용량을 쓰는 것이 원칙이다. 뇌경색 예방 효과가 있다고 승인된 용량의 NOAC은 아픽사반 (AUGUSTUS, 5 mg BID), 다비가트란 (RE-DUAL PCI, 110 mg / 150 mg BID), 에독사반 (ENTRUST AF-PCI, 60 mg QD)이 2 제와 3 제 요법을 비교하는 연구가 되었고, 이 세 연구에서는 용량 감량의 기준이 되는 경우 감량된 용량을 적용하였다.[155, 157, 158] 이에 반하여 리바록사반 (PIONEER AF-PCI) 연구에서 리바록사반은 감량된 용량인 15 mg QD가 사용되었고, 이 용량이 ACS나 PCI를 시행받은 환자에서 뇌경색을 예방하는데 충분한 지 알 수 없다.[156]

심방세동이 없는 급성 관상동맥 증후군 환자에서 이중 항혈소판 요법에 추가로 저용량의 리바록사반 2.5 mg BID를 추가로 투약하였을 때 출혈이 조금 증가하였지만 이중 항혈소판요법 군보다 스텐트 혈전증을 비롯한 허혈성 이벤트의 감소를 보였다.[168] PIONEER 연구에서도 동일한 용량으로 3제 요법군이 있었으나,[156] 심방세동이 있는 ACS/PCI 환자에서 뇌경색 예방 효과는 명확하지 않은 상태로 심방세동 환자에서는 적절하지 않다.

8.1.4. P_2Y_{12} 억제제의 선택

3 제 요법 시에 티카그렐러 또는 프라수그렐을 사용하는 것은 권고되지 않는다. 2 제 요법 환자에서 클로피도그렐과 비교하여 티카그렐러는 출혈의 위험도를 증가시킨다.[169] 앞서 언급한 무작위연구에서는 일부 적은 수의 환자들에서 클로피도그렐을 제외한 다른 P_2Y_{12} 억제제를 사용하였는데, P_2Y_{12} 억제제의 종류와 무관하게 NOAC을 근간으로 한 2 제 요법이 와파린을 근간으로 한 3 제 요법보다 출혈 위험도가 낮았다.[169] NOAC 또는 와파린을 근간으로 한 3 제 요법이 필요한 관상동맥 혈전의 위험도가 높고, 출혈의 위험이 낮은 급성 관상동맥 증후군 환자에서는 NOAC과 티카그렐러를 사용한 2제 요법을 대신 고려할 수 있다. 이에 대해서는 좀 더 명확한 무작위연구가 필요하다. 실제로 클로피도그렐을 사용하는 40 %의 환자에서 불충분한 혈소판 억제 효과를 보인다.[170] 아스피린을 중단하려 하는 시점에서 클로피도그렐에 대한 항혈소판 반응을 살펴 이에 따른 약제 변경을 하는 것 (티카그렐러로 변경하거나 아스피린을 유지 하는 것)이 효과적인지에 대해서는 알려진 바가 없다.

8.1.5. 만성 관상동맥질환이 있는 환자의 치료

최근까지 만성 관상동맥질환이 있는 환자에서 NOAC 단독 요법을 하는 것에 대한 근거는 3상 연구들과 일부 관찰연구에서 얻은 간접적인 자료 뿐이었다.[171] 하지만, 최근 발표된 리바록사반을 사용한 연구 (AFIRE)에서 재관류 치료 후 1년 이후의 만성 관상동맥질환이 있는 심방세동 환자에서 리바록사반 15mg 하루 1회 단독 요법이 리바록사반과 항혈소판제 병합 요법에 비해 출혈의 위험을 감소시켰을 뿐 아니라, 심뇌혈관 사건과 모든 원인의 사망에 있어서도 비열등함을 보여주었다. 실제로, 이 연구는 병합 요법 군에서의 사망률 증가로 조기 종료 되었다.[172] 이 결과와 이전의 관찰 연구를 근거로 "2021 대한부정맥학회 심방세동 진료지침"에서는 대부분의 만성 관상동맥질환이 있는 심방세동 환자는 항혈소판제 없는 NOAC 단독 치료를 권장하고 있다 (그림 12).

8.2. 심방세동이 동반된 심근경색 후 좌심실 혈전이 있는 환자의 치료

심근경색의 범위가 큰 환자에서 좌심실 혈전이 합병되는 경우에 NOAC이 효과적인지에 대해서는 무작위 연구가 없어 명확하지 않다. 한 관찰 연구에서는 좌심실 혈전이 있는 환자에서 와파린에 비해 NOAC을 사용한 경우에 혈전색전성 사건이 더 많았음을 보고한 바가 있다. 반면 다른 연구들에서는 혈전의 크기 감소 효과가 비슷함을 보였다.[173-176] 이런 임상 상황에서 존재하는 다른 요인들의 영향을 배제할 수는 없겠지만, 다른 추가적 근거가 생기지 않는 한 현재까지는 와파린이 좌심실 혈전이 있는 환자에서의 표준 치료이다. 환자의 특수한 상황 (와파린에 대한 모니터링이 불가능하거나, INR이 조절이 되지 않는 경우 등)이 있는 경우에만 환자에게 충분히 설명하고, 동의 하에 NOAC을 고려할 수 있다.

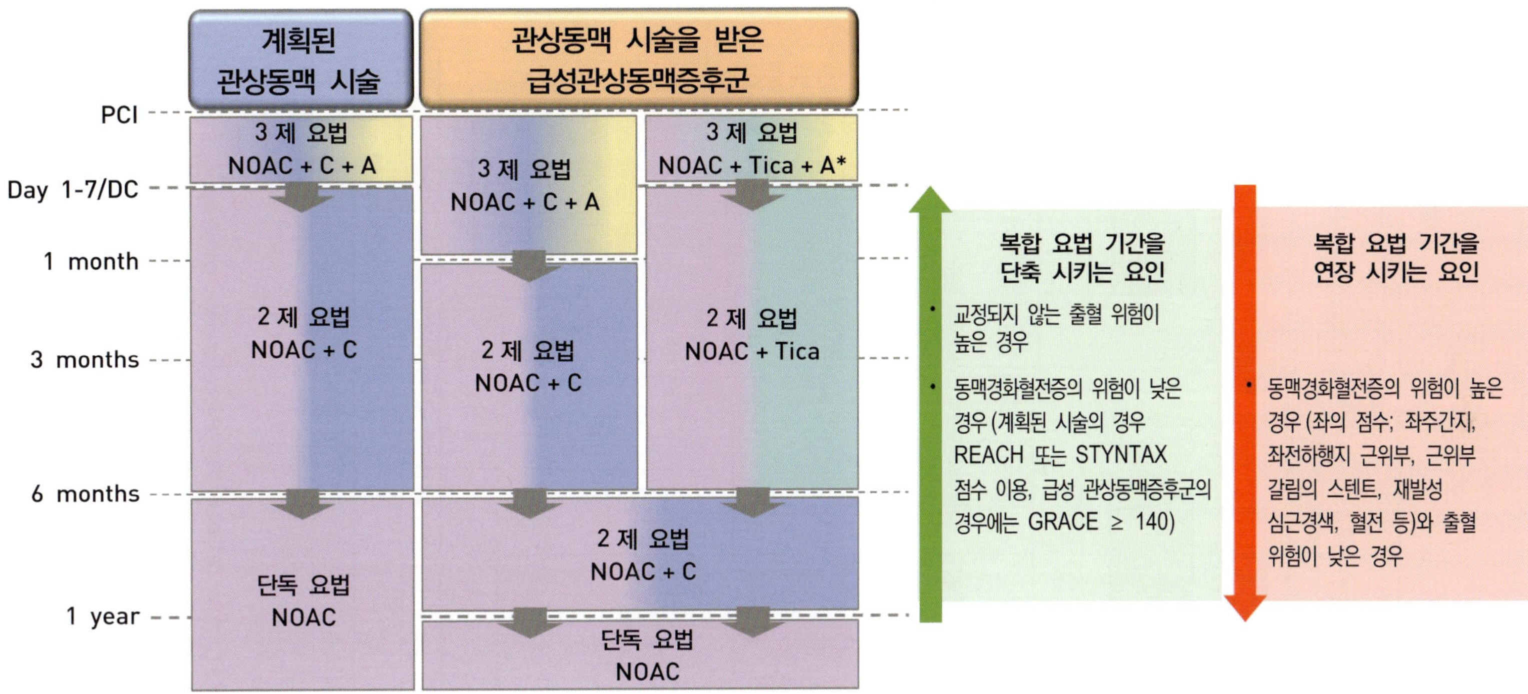

모든 환자에서 :

- 1세대 약물 용출성 스텐트 / Bare metal stent 사용을 피한다.
- 2 제 / 3 제 요법 시에 Proton pump inhibitor 사용
- 조절 가능한 출혈의 위험성을 평가하고 치료하여 출혈 위험 최소화 (고혈압 등)
- 면밀한 경과 관찰을 통해 잠재적 출혈의 증후를 확인한다.

022 KHRS NOAC guideline

그림 12. 심방세동이 있는 환자에서 PCI (Percutaneous coronary intervention) 또는 급성관상동맥증후군 이후 항응고 치료

– '단축/약화': 조기에 아스피린 또는 P_2Y_{12} 억제제 중단, '연장/강화': 3 제 요법을 장기적으로 사용하거나, P_2Y_{12} 억제제 사용을 연장
A, aspirin; C, clopidogrel; NOAC, Non-vitamin K oral anticoagulant; Tica, ticagrelor

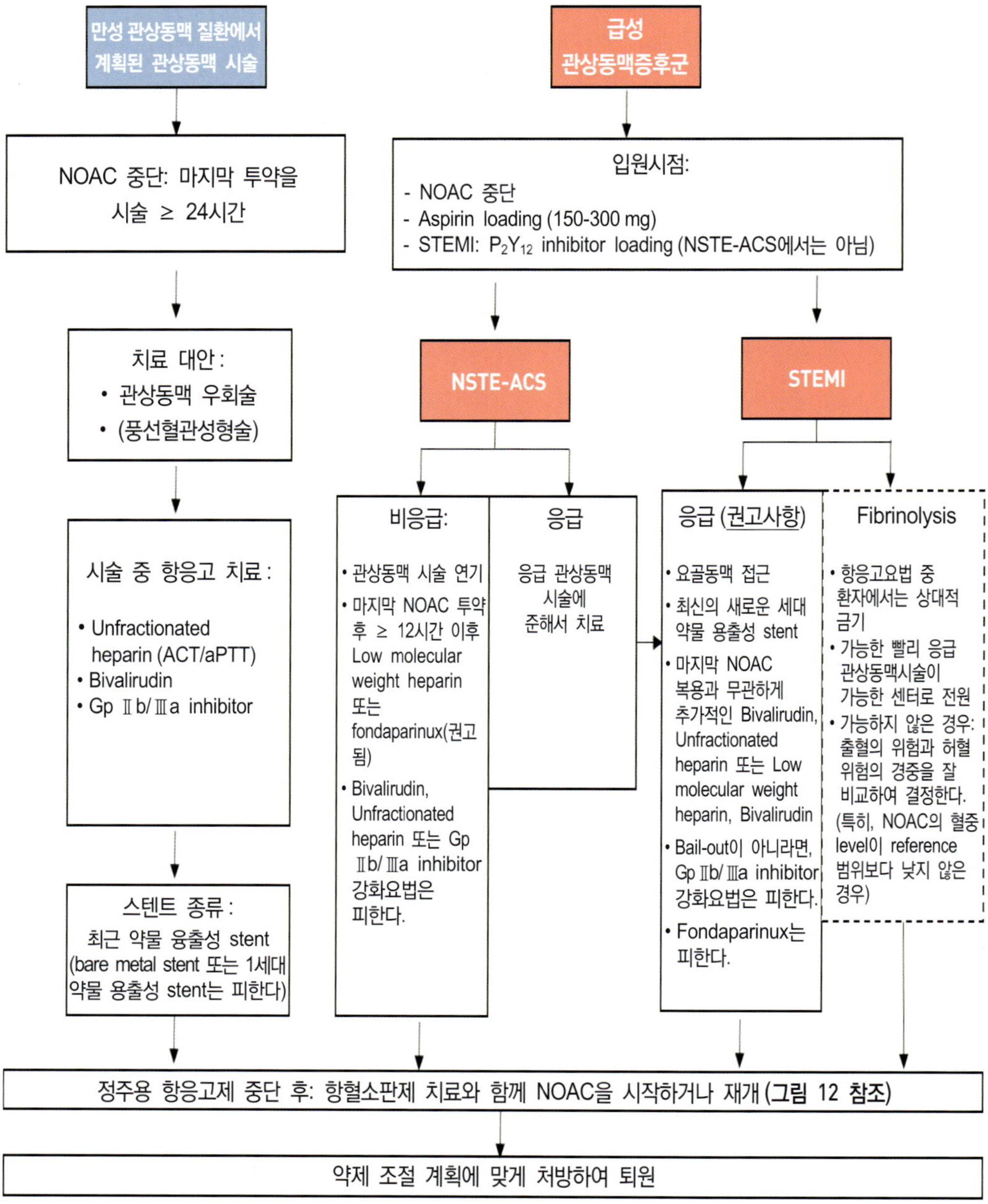

2022 KHRS NOAC guideline

그림 13. 심방세동으로 NOAC을 사용하고 있는 환자에서 PCI (Percutaneous coronary intervention) 또는 급성관상동맥증후군 후 급성기 치료

ACS, acute coronary syndrome; ACT, activated clotting time; AF, atrial fibrillation; aPTT, activated prothrombin time; NOAC, Non-vitamin K oral anticoagulant; NSTE-ACS, non-ST-elevation acute coronary syndrome; STEMI, ST-elevation myocardial infarction

표 16. 관상동맥질환이 동반된 심방세동 환자에 관한 NOAC 연구 요약

	AUGUSTUS	RE-DUAL PCI	ENTRUST-AF PCI	PIONEER-PCI
NOAC	하루 2회 아픽사반 5mg	하루 2회 다비가트란 110mg 하루 2회 다비가트란 150mg	하루 1회 에독사반 60/30mg	하루 1회 리바록사반 15/10mg 하루 2회 리바록사반 2.5mg
연구 디자인	An International, multicenter, two-by two factorial, randomized, open-label (apixaban vs. VKA), double-blind (ASA vs. placebo)	An International, multicenter, randomized, open-label	An International, multi-center, randomized, open-label	An International, multi-center, randomized, open-label
연구 환자수	4,614	2,725	1,506	2,124
연구 디자인(2)	2×2 factorial design (1) Apixaban 5mg BID+P_2Y_{12} inhibitor vs. VKA QD+P_2Y_{12} inhibitor (2) Apixaban 5mg BID+P_2Y_{12} inhibitor+placebo vs. VKA QD+P_2Y_{12} inhibitor+ASA	(1) Dabigatran 110mg BID+a P_2Y_{12} inhibitor (2) Dabigatran 150mg BID+P_2Y_{12} inhibitor (3) VKA QD+P_2Y_{12} inhibitor+ASA	(1) Edoxaban 60/30mg QD+a P_2Y_{12} inhibitor (2) VKA QD+P_2Y_{12} inhibitor+ASA	(1) Rivaroaban 15/10mg QD+a P_2Y_{12} inhibitor (2) Rivaroxaban 2.5mg BID+P_2Y_{12} inhibitor+ASA (3) VKA QD+P_2Y_{12} inhibitor+ASA
무작위 배정까지의 기간	〈14 days after PCI or having an ACS	〈120 hours after PCI	4 hours to 5 days after PCI	〈72 hours after PCI
1차 연구 종료점	Major or clinically relevant non-major bleeding (ISTH criteria)	Major or clinically relevant non-major bleeding event (ISTH criteria)	Major or clinically relevant non-major bleeding (ISTH criteria)	Major bleeding or minor bleeding (TIMI criteria) or bleeding requiring medical attention
1차 연구 종료점 HR	(1): 0.69 (0.58-0.81) (2): 1.89 (1.59-2.24)	(1) vs. (3): 0.52 (0.42-0.63) (2) vs. (3): 0.72 (0.58-0.88)	(1) vs. (2): 0.83 (0.65-1.05)	(1) vs. (3): 0.59 (0.47-0.76) (2) vs. (3): 0.63 (0.50-0.80)

9. NOAC 치료 환자의 심장율동전환

현재 심방세동 진료지침에 따르면 심방세동의 지속 기간이 48시간 이상이거나 분명하지 않을 때는 CHA_2DS_2-VASc 점수에 관계없이 심장율동전환 전 적어도 3 주간 경구용 항응고제를 사용하거나 경식도 초음파를 통해 좌심방이 내의 혈전이 없는지 먼저 확인하는 것이 필요하다.[1] 심율동 전환을 고려할 때 몇 가지 상황에 따라 구분이 필요한 데 지속적으로 NOAC을 복용하던 환자에서의 심장율동전환, 즉각적인 심장율동전환, 그리고 항응고제를 복용하고 있지 않던 환자에서의 심장율동전환 등이 있다 (그림 14).

9.1. 심장율동전환 후 항응고제 복용기간

심장율동전환 후 지속적인 복용 여부는 환자의 CHA_2DS_2-VASc 점수에 따라 결정된다. 2점 이상인 남성과 3점 이상인 여성은 심장율동전환의 성공 여부에 관계없이 지속적인 항응고제 사용이 필요하다 (Class I 추천).[1] 이는 폐색전증, 패혈증 또는 주요 수술 등의 유발 요인을 가지고 있는 경우에도 마찬가지이다. 심방세동 지속 기간이 48시간 이상이고, CHA_2DS_2-VASc 점수가 낮은 경우 (남자 0점, 여자 1점) 심장율동전환 뒤 4 주 동안 지속 복용이 필요하다. 반면에 심방세동 지속기간이 12-24시간 미만처럼 짧은 경우 얼마나 항응고 요법을 지속해야 하는지는 아직 명확하지 않다. 실제로, 이러한 환자의 경우 최적의 항응고제 사용 전략이 아직 불명확한 더 짧은 지속기간을 가진 심방세동 발생이 추가적으로 있었을 수도 있다. 이러한 환자의 경우 혈전색전증의 위험도는 일반적으로 낮기 때문에 추가적이고 지속적인 항응고제 사용이 반드시 필요하지는 않을 것으로 보인다.[142] 최근 유럽 심방세동 진료지침에 따르면 심방세동 지속기간이 명확하게 24시간 이하이고 색전증의 위험도가 낮다면 (남자 0점, 여자 1점) 심장율동전환 후 항응고제 복용을 중단할 수 있을 가능성을 제시하였다.[1]

9.2. 좌심방이 혈전이 발견된 환자의 조치

경식도 초음파에서 좌심방이 (left atrial appendage) 혈전이 발견되면 심장율동전환을 시행해서는 안 된다. 이 경우 NOAC과 와파린 중 어떤 것이 좌심방이 혈전을 치료하기 위한 최선의 선택인지 알 수 있는 적절한 전향적 연구는 아직 없다. 이전의 치료는 와파린을 사용하여 혈전이 사라질 때까지 INR을 엄밀히 조절하는 방법이었다. 한 전향적인 연구에서 리바록사반 20 mg 하루 1회 요법을 통하여 41.5 % (22/53)에서 혈전이 치료되었는데 이는 헤파린/와파린으로 치료하여 62.5 % (60/96)에서 혈전이 치료되었던 결과와 비교할 만하다.[177] 다비가트란 150 mg 하루 2회 요법을 활용한 한 소규모 연구에서는 다비가트란 군에서는 89.5 % (17/19), 와파린 군에서는 77.3% (17/22)에서 혈전이 치료되었다.[178] EMANATE 연구에서도 아픽사반을 사용한 경우 52% (12/23), 헤파린/와파린으로 치료한 경우 56 % (10/18)로 유사하였다.[179] 이러한 내용은 관찰연구에서도 유사하다.[142, 180-182] 종합해보면, 이러한 연구 결과들은 좌심방이의 혈전 치료를 위해 NOAC을 사용할 수 있다는 것을 시사하며 특히 와파린의 사용이 어렵거나 적절하게 INR의 조절이 힘든 환자에서 선택할 수 있겠다.

만약 NOAC을 꾸준히 잘 복용했음에도 불구하고 혈전이 남아있는 경우는 개별화된 치료 전략이 필요하다. 다른 유형의 NOAC으로 변경하거나 적절한 INR 유지를 통한 와파린을 사용할 수 있다. 일부 기관에서 좌심방이 폐색 기구를 활용하기도 하였다.[183] 그리고, 오랫동안 지속된 좌심방이 혈전이 조직화되고 고정되어 있는 경우 환자의 색전증 위험도와 동율동으로의 전환의 이득을 비교하여 심장율동전환을 시도해 볼 수도 있다. 하지만 이러한 치료 전략은 근거가 부족하여 추가 연구가 필요하다.

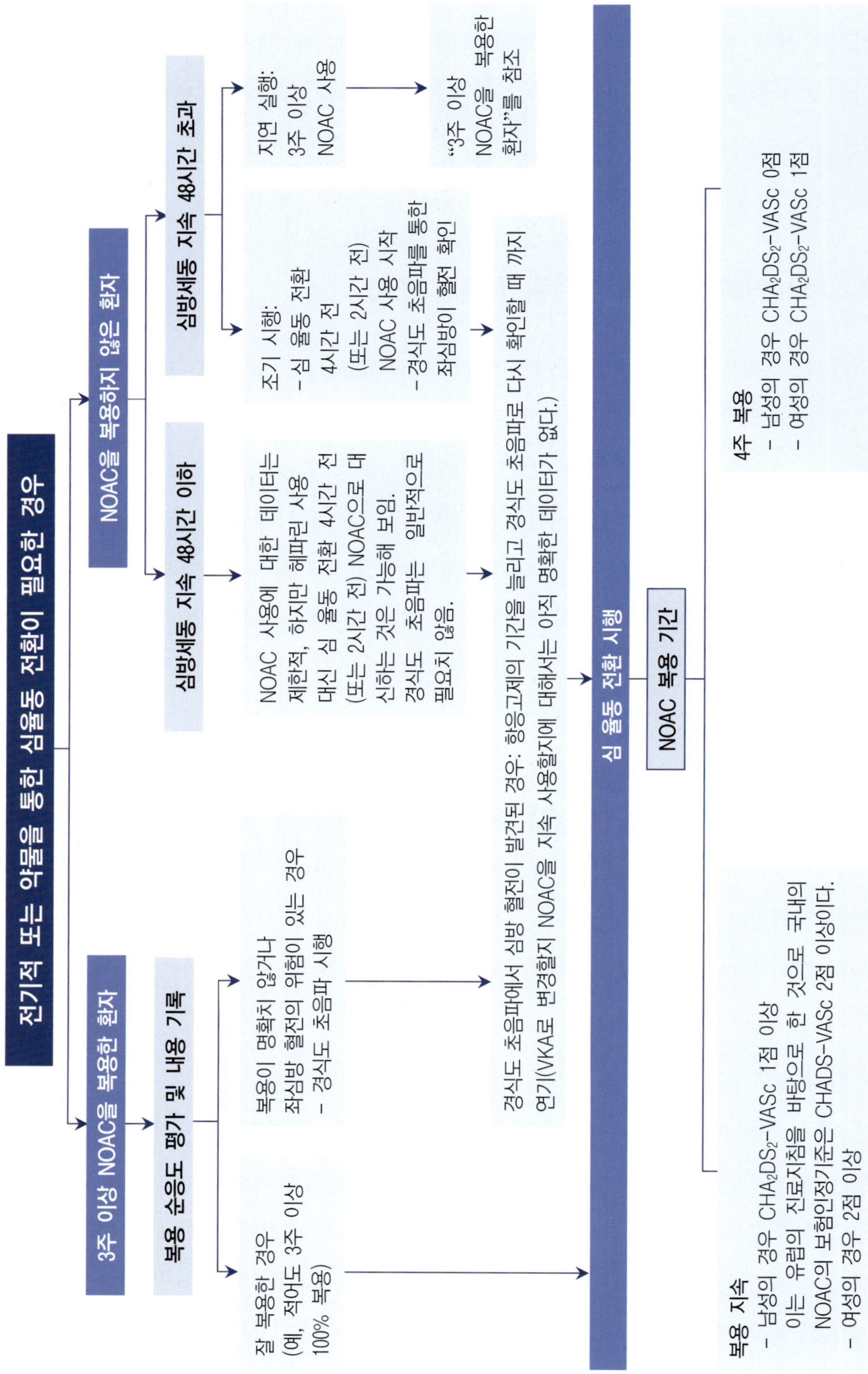

그림 14. NOAC을 활용한 심방세동 환자에서의 심율동 전환 방법

10.

NOAC 복용 중 급성 뇌졸중이 발생한 심방세동 환자

NOAC을 복용하는 심방세동 환자에서 허혈성 뇌졸중의 유병율은 약 1-2 %이다. 뇌졸중은 약물 순응도가 좋음에도 불구하고 발생할 수 있는데, NOAC의 혈중 농도는 뇌졸중의 심각도 (와파린을 복용하는 환자에서 INR처럼)와 대혈관의 폐색과 연관이 될 수 있다.[184] 증례 시리즈와 관찰 연구에서 허혈성 뇌졸중 발생 당시의 적절한 NOAC 용량을 유지하는 것이 항응고 치료를 하지 않았던 심방세동 환자와 비교하여 뇌졸중의 경미하였고, 비교적 좋은 예후와 연관되었다.[185, 186]

뇌내출혈은 유럽과 미국에서 뇌졸중의 약 8-15 %를 차지한다. 모든 뇌내출혈의 15-25 %는 항응고 치료와 연관이 있다. 무작위 임상 실험에서 NOAC을 복용하는 심방세동 환자에서 뇌내출혈의 발생률은 연간 0.13-0.37 %였고 두개내 출혈 (거미막밑, 경막외, 경막밑 출혈 포함)은 연간 0.23-0.55 %였다.[75, 189-192] 일부 연구에서는 이전에 NOAC과 연관된 뇌내출혈에서 와파린과 비슷한 예후와 25-40 %의 사망률을 보였던 결과와 대조적으로 와파린보다 NOAC을 복용하는 환자에서 더 좋은 예후를 보였다.[193, 194] NOAC 치료를 받는 모든 뇌졸중 환자들은 최선의 치료 방법을 결정하기 위해 즉각적인 신경과/뇌졸중 전문의의 조언이 필요하다.

10.1. NOAC을 복용 중인 심방세동 환자에서 뇌졸중 급성기 치료

NOAC을 복용 중인 심방세동 환자에서 허혈성 뇌졸중의 급성기 치료는 그림 14에 요약하였다. 현재 비판막성 심방세동에 의한 급성 허혈성 뇌졸중 환자에서 조기 에독사반 투여의 효과 및 안전성 평가를 위한 무작위 배정, 평행 대조, 다기관 예비 임상시험 연구를 진행 중에 있다.

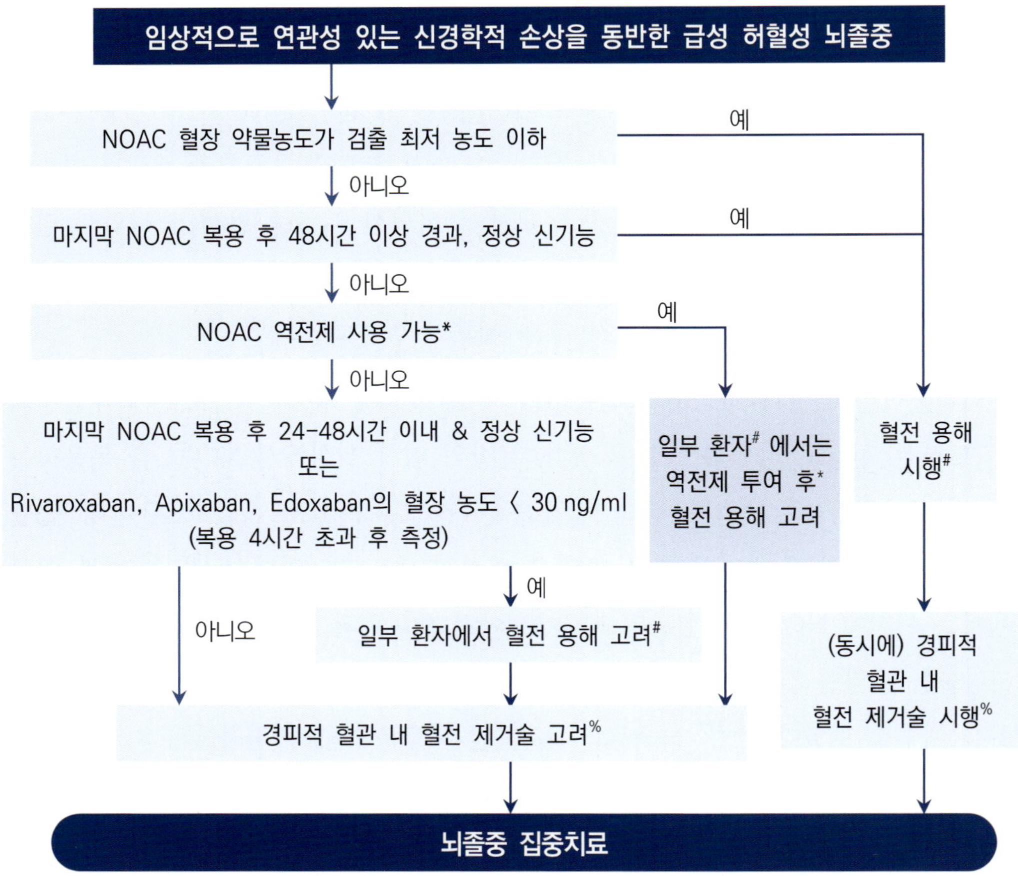

* 뇌졸중의 재발 위험이 큰 경우는 기간을 단축

\# 아직 입증된 근거는 없음

% 혈관의 폐색이 발견되거나 적응증에 해당하고 시행이 용이할 때

2022 KHRS NOAC guideline

그림 14. NOAC을 복용중인 환자에서 급성 허혈성 뇌졸중이 발생한 경우 급성기 치료

10.2. 심방세동 환자에서 뇌졸중 급성기 후 치료

모든 심방세동 환자에서 뇌졸중의 다른, 그리고 치료가 가능한 원인에 대해서 평가해야 한다.[186, 195] NOAC을 복용 중 일과성 허혈 발작 또는 허혈성 뇌졸중이 발생하였을 때 어떤 NOAC이 우수하다든가 또는 어떤 NOAC에서 다른 약제로 변경하는 것에 대한 무작위 임상 시험은 없다. 치료는 적절한 용량과 환자의 동반 질환, 동반 약제에 대한 평가와 함께 개별화 되어야 한다. 입원 당시 NOAC의 혈중 농도 측정은 적어도 뇌졸중 당시 약물 순응도 평가에 대해 도움이 될 수 있다. 뇌졸중과 연관된 혈액-뇌 장벽의 붕괴는 이차적인 출혈의 위험을 증가시키기 때문에 항응고 치료를 다시 시작하는 시기는 허혈성 뇌졸중의 재발 위험과 실질의 출혈 위험을 고려하여 결정한다. 대규모 무작위 임상 연구는 없으며 NOAC의 3 상 연구에서도 뇌졸중 7-30 일 이후의 환자와 심한 뇌졸중의 3-6 개월 이내인 환자는 제외되었다.[187]

현재 급성 허혈성 뇌졸중 이후 NOAC을 조기에 재시작하는 것이 좋을지, 또는 늦게 재시작하는 것이 좋을지를 비교하는 데에 초점을 맞춘 무작위 연구 [ELAN (NCT03148457), OPTIMAS (NCT03759938), TIMING (NCT02961348), START (NCT03021928), AREST (NCT 02283294)]들이 진행 중이다.[196] 2015년 유럽 부정맥 학회 NOAC지침에 따르면 NOAC을 사용하는 항응고 치료는 일과성 허혈 발작 환자에서 영상 검사에서 뇌내출혈/이차적 출혈성 변화를 배제한 후 급성 허혈성 뇌병변의 크기를 고려하여 NOAC을 사용하는 항응고 치료를 지속하거나 또는 다음날 시작되어야 한다.[197, 198] 만약에 경증의 뇌졸중에서 허혈성 병변의 크기가 출혈성 변화의 위험을 더 증가시키지 않는다면 항응고 치료는 급성허혈성 뇌졸중 이후 ≥ 3일 시점 내에 시작되어야 한다. 중등도 뇌졸중 환자에서는 항응고 치료를 ≥ 6-8일 이내 시점에, 중증 뇌졸중 환자에서는 ≥12-14일 이내 시점에 반복적인 뇌 영상 검사 (컴퓨터 단층 촬영 또는 자기공명영상)로 이차적 출혈성 변화를 배제한 후 시작되어야 한다 (그림 15). 이전에 언급하였듯이 이러한 시기는 더 확실한 근거가 가능해질 때까지는 전문가 의견에 따른 임상적 권고에 해당한다. 다학제 팀 접근이 복잡한 상황에서는 필수적이다. 만약 좌심방이 혈전이 있거나, 대뇌

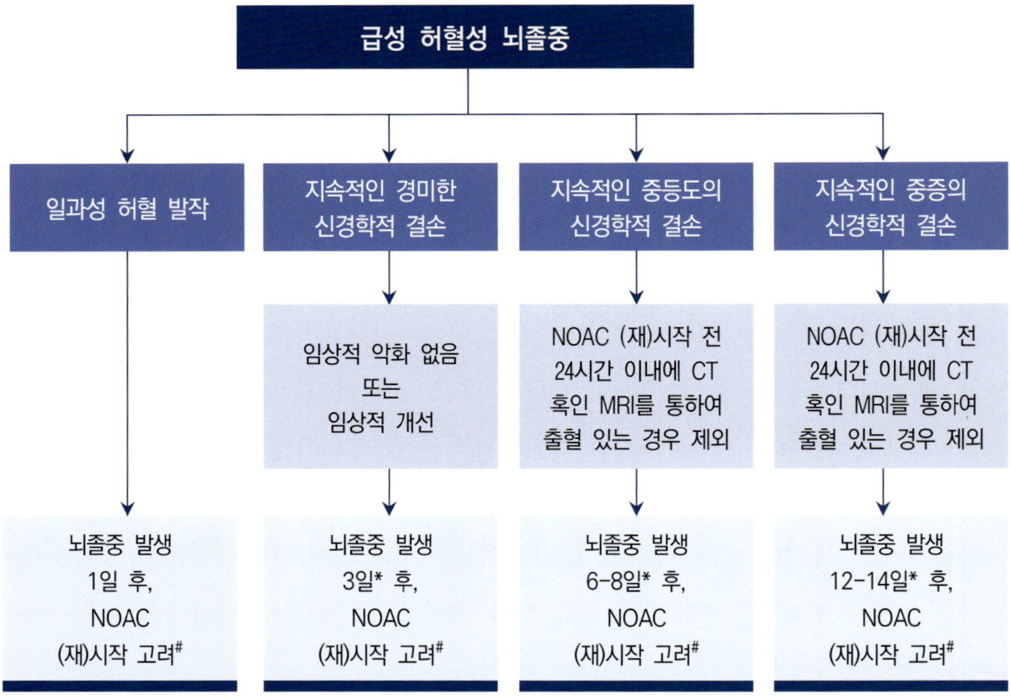

* 뇌졸중의 재발 위험이 큰 경우는 기간을 단축

아직 입증된 근거는 없음

2022 KHRS NOAC guideline

그림 15. 일과성 허혈성 발작 또는 뇌졸중 이후의 NOAC의 재 투여 시기

아밀로이드 혈관병증이 있다면 항응고 약제를 재시작하는 데에 주의가 더욱 필요하다. 대뇌 극소 출혈의 존재만으로 항응고 치료를 하지 않는 결정을 해서는 안 된다.

NOAC은 작용 시간이 빠르며 출혈의 위험이 있기 때문에 재시작 전 헤파린과의 가교 또는 저분자량 헤파린의 치료는 권고되지 않는다. 만약 급성 허혈성 뇌졸중 환자에서 항응고 치료가 지연된다면, 항응고 치료 시작 전 아스피린 투약을 고려해야 한다. 뇌졸중 발생 후 급성기에 항응고 약제를 복용하는 경우 아스피린 복용은 NOAC의 반감기와 신기능에 따라 연기하거나, 혈액 응고 검사 결과에 기반하여 투여 여부를 결정해야 한다. 심방세동 환자에서 급성 허혈성 뇌졸종 이후에 2 차적 뇌졸중 예방을 위한 항혈소판 치료를 반드시 사용해야 하는 이유 (최근에 관상동맥 또는 경동맥 스텐트 삽입)가 없다면 NOAC을 재복용하는 시점에 항혈소판제는 중단하는 것이 적절하다. 심방세동이 있는 뇌졸중 환자에서 NOAC의 사용은 와파린에 비해 주요 심혈관 부작용 발생이 낮았다.[199] 이 경우도 NOAC의 적절한 용량과 환자의 순응도가 적절한 2 차적 뇌졸중 예방을 위해 필수적이다.[185, 199, 200]

10.3. 허혈성 뇌졸중과 죽상경화증이 동반된 심방세동 환자

만약 뇌졸중의 원인이 대혈관 질환이거나 또는 최근에 스텐트 시술을 받았으면서 출혈 위험이 낮은 경우에는 특정 기간 동안 NOAC에 항혈소판제를 추가하는 것이 필요하거나 고려해볼 수 있다. 그러나 이러한 항혈소판제 병용에 대한 근거는 부족하며 추가적인 연구가 필요하다. 증상이 있는 심한 경동맥 협착으로 인한 급성 허혈성 뇌졸중이 발생한 심방세동 환자에서는 가급적이면 경동맥 내막절제술이 선호되는데, 이는 스텐트를 삽입할 경우 NOAC에 추가해서 이중 항혈소판제를 사용하여야 하며 출혈 위험이 많이 증가하기 때문이다. 경동맥 내막절제술을 시행하는 심방세동 환자는 수술 전후 아스피린이 권고되는데 NOAC 치료를 다시 시작하면서 보통 중단하게 된다. 증상이 없는 죽상경화증 또는 내경동맥/두개내 동맥 협착이 있는 심방세동 환자는 안정형 관상동맥질환의 경우와 비슷하게 추가적인 항혈소판제 없이 스타틴과 항응고 치료를 하여야 한다.

10.4. 두개내 출혈 이후 심방세동 환자

10.4.1. 뇌내 출혈 이후 심방세동 환자

심방세동이 있는 경우에 뇌내 출혈은 즉각적인 예후 이외에도 출혈로 인한 항응고 치료의 중단으로 인해 발생하는 허혈성 뇌졸중 및 사망률 증가 문제와 연관이 있다. 자발적인 뇌내 출혈의 과거력이 있는 경우 출혈의 요인이 (조절되지 않는 고혈압, 동맥류 또는 동정맥류 기형 또는 3제 요법 등) 해결되지 않는다면 와파린 또는 NOAC의 라벨에 따라 항응고 치료의 금기증으로 여겨진다. 심방세동 환자에서 뇌내 출혈 이후 NOAC 사용에 관해 근거에 기반한 가이드라인은 없지만, 무작위 임상 연구[PRESTIGEAF (NCT03996772); APACHE-AF (NCT02565693); NASPAF-ICH

(NCT02998905); ASPIRE (NCT03907046); SoSTART (NCT03153150); A3ICH (NCT03243175); ENRICH-AF (NCT03950076)]가 진행 중이다.

현재 권고는 주로 뇌내 출혈을 경험한 후 항응고제를 재시작하게 되는 심방세동 환자에 관한 (대부분 후향적) 관찰 연구에 근거하고 있는데, 연구된 항응고제가 주로 와파린이었다는 한계점도 있다. 뇌내 출혈 과거력이 있는 심방세동 환자를 포함하는 관찰 연구에서 NOAC 또는 와파린의 항응고 치료를 재시작하는 것은 뇌내 출혈의 재발 위험에 차이가 없거나 낮고, 허혈성 뇌졸중의 위험은 비슷하거나 낮은 것을 보여주었다.[201, 202]

따라서 항응고 치료 약제 관련 뇌내 출혈을 경험한 환자에서 어떤 종류의 항응고 약제를 재시작할 것인지에 대해서는 사례별로 검토가 필요하다 (그림 16).[165] 적절한 혈압 조절은 뇌내 출혈 이후의 모든 환자에서 매우 중요하다. 아포지단백질 E 유전자형과 같은 유전적 다형성 또는 저밀도 지단백질 콜레스테롤 수치가 뇌내 출혈 재발을 예측하는 지는 전형적 연구를 통해 입증되어야 한다.[203-205] 대뇌 아밀로이드 혈관병증이 있는 환자는 뇌내 출혈의 재발 위험이 아주 높기 때문에 항응고 치료를 해서는 안 된다.[206]

와파린과 연관된 뇌내 출혈의 처치와 유사하게, 심장-색전 뇌졸중의 위험이 높고, 뇌내 출혈의 재발 위험이 낮은 경우 NOAC은 뇌내 출혈 4-8 주 이후 재시작할 수 있다.[188, 207, 208]

좌심방이 폐색술은 2021 대한부정맥학회 심방세동 진료지침에 요약된 바와 같이 위험과 이익을 신중히 평가한 후 뇌내 출혈 이후 심방세동 환자들의 장기간 항응고 치료에 대한 대안 치료이다.[165, 187, 209] 그러나 이 치료 방법은 시술 이후 뇌내 출혈 재발 위험이 있는 항혈소판 약제 또는 항응고 약제의 일정 치료 기간을 필요로 한다. 항혈소판 약제 치료를 더 짧게 하는 것의 안정성 및 효과는 알려져 있지 않다. 대부분의 무작위 임상 시험에서 이전 뇌내 출혈을 경험한 심방세동 환자의 수는 보고되지 않았기 때문에 항응고 치료와 연관된 뇌내 출혈 이후 좌심방이 폐색술에 대한 증거는 부족하다.[210] 뇌내 출혈 이후 좌심방이 폐색술이 고려되고 있는 심방세동 환자는 CLOSURE-AF (NCT03463317), STROKECLOSE (NCT02830152),

또는 CLEARANCE (NCT04298723)와 같은 무작위 임상시험이 진행되고 있다.

두 개강 내 출혈 이후 환자

중단하는 것이 선호되는 경우

- 심각한 두개강 내 출혈
- 다발성의 두개강 내 미세 출혈 (〉10개)
- 비가역적이고 치료가 불가능한 경우
- 항응고제 치료를 중단한 동안에 발생한 출혈
- 적정 용량 이하에서 발생한 출혈
- 만성 알코올 복용
- 관상동맥 중재술 뒤 2제의 항혈소판 제재의 사용이 필요한 경우
- 고령
- 조절되지 않는 고혈압

다 학제간의 결정에 따라 중단이 필요할 지 종합적인 평가

중단이 필요한 경우 → 항응고제 중단이나 좌심방이 폐색술 고려#

중단할 필요 없는 경우 → 4-8주 뒤 NOAC(재)시작*

* 시작 전 CT 및 MRI 시행을 고려

아직 입증된 근거는 없음

2022 KHRS NOAC guideline

그림 16. 두개강 내 출혈 이후 NOAC의 재시작

10.4.2. 거미막밑 출혈(subarachnoid hemorrhage) 이후 심방세동 환자

무작위 임상시험들에 따르면서 NOAC 치료를 받은 심방세동 환자에서 거미막밑 출혈의 발생률은 연간 0.1 % 미만이었다.[189, 191, 192] 심방세동 환자에서 거미막밑 출혈 이후 항응고 치료를 다시 시작하는 가이드에 대한 근거는 거의 없다. 거미막밑 출혈 이후 심방세동 환자의 항응고 치료를 다시 시작하기 전에 철저한 혈관조영술적 평가, 기저의 동맥류 또는 동정맥류 기형의 치료와 향후 재출혈 위험에 대한 다학제 팀(신경과/신경외과/신경 영상의학과)의 평가가 필요하다. 거미막밑 출혈이 치료 가능한 원인이 없는 상태에서 발생하는 경우에는 항응고 치료를 다시 시작하지 않는 것이 신중할 것으로 보인다. 좌심방이 폐색술은 무작위 시험의 틀에서 이상적으로 고려될 수 있다.

10.4.3. 경막외 혈종 또는 경막밑 혈종 이후 심방세동 환자

무작위 임상시험에서 NOAC 치료를 받은 심방세동 환자에서 경막외 혈종과 경막밑 혈종 출혈의 발생률은 각각 연간 0.2 %, 0.1 % 미만이었다.[189, 191, 192] 구체적인 자료는 없지만, 특히 약물/알코올 남용이나 추락의 위험이 없는 경우 외상성 경막외(수술적 제거 후) 또는 경막밑 혈종 4 주 이후 항응고 치료를 재시작하는 것이 안전해 보인다.[211] 임상 증상과 혈종 범위에 따라 항응고 치료를 재시작하기 전 컴퓨터 단층 촬영 또는 자기공명영상 등의 뇌 영상 촬영이 권장된다. 그러나 비외상성 경막 혈종 4 주 이내에 허혈성 뇌졸중의 위험이 증가된다는 사실에도 불구하고 비외상성 경막 외 또는 경막밑 혈종 시점에 NOAC을 적절히 투여하거나, 또는 항응고 치료를 하지 않았던 경우에도 항응고 치료의 재시작이 도움이 될 지는 불분명하다.[212]

11. 특정상황에서의 NOAC

11.1. 신질환

11.1.1. 만성 신질환

심방세동과 만성 신질환은 서로 밀접한 연관이 있어서 자주 발병하는 질환이며,[213-216] 각각 혈전색전증과 심각한 출혈이 발생할 가능성이 높기 때문에 약을 사용하는 데에 어려움이 있다.[217, 218] 신장에서 제거되는 NOAC의 비율은 다비가트란 80 %, 에독사반 50 %, 리바록사반 35 %, 아픽사반 27 %로 알려져 있다. 신장에서 배설되는 비율이 가장 적은 아픽사반은 50 %의 용량 감소 시 신기능이 저하된 환자에서 와파린보다 출혈 위험도가 낮은 것으로 보였다.[219] 에독사반은 50 % 용량 감소, 리바록사반은 25 % 용량 감소 시 출혈 위험도가 줄어드는 것으로 보고되었다.

11.1.2. 중증 신질환 (CrCl 15-29 mL/min)

중증 신질환이 있는 심방세동 환자에서 혈전 예방을 위해서 사용하는 와파린은 대규모 무작위 대조연구가 없는 실정이며, NOAC 관련 유명한 대규모 임상시험들은 모두 중증 신질환 (CrCl < 30 mL/min) 환자에서 제외되었다.[220] 중증 신질환 환자에게 미국에서는 다비가트란 75 mg 1일 2회 요법, 유럽에서는 리바록사반, 아픽사반, 에독사반을 감량한 용량으로 투여하는 것을 승인한 상태이다 (그림 17). 관찰 데이터들에 의하면 중증 신질환 환자에서 세 가지 응고인자 Xa 억제제 (리바록사반, 아픽사반, 에독사반) 모두 와파린과 비교하여 효과나 안정성이

우월한 것으로 확인되었다.[221-223] 2021 대한부정맥학회 심방세동 진료지침에서도 중증 신질환 환자에게 응고인자 Xa 억제제를 조심스럽게 사용할 수 있다고 권고하고 있다.

11.1.3. 말기 신질환 환자(CrCl 〈 15 mL/min 또는 투석치료)

말기 신질환이 있는 심방세동 환자에서 와파린과 NOAC의 효능 및 출혈에 대해서 비교한 관찰 연구들이 있으나, 결과에 다른 부분이 많아서 NOAC의 사용이 이득이라고 말하기는 어려운 상태이다.[224-227] 말기 신질환 환자에서 NOAC의 사용이 혈전 예방의 이득은 없이 오히려 출혈 위험성을 유의미하게 증가시킨다는 연구 결과도 있다.[228, 229] 와파린의 사용은 가끔 저항성 칼슘 형성을 유발할 수 있고, 논란의 여지는 있지만 혈관의 칼슘 석회화도 촉발시킨다는 위험성이 있을 수 있다.[230]

말기 신질환 환자에게 리바록사반의 경우는 15 mg 또는 10 mg 1일 1회, 아픽사반의 경우 5 mg 또는 2.5 mg 1일 2회, 에독사반의 경우 15 mg 1일 1회 사용 시 정상 신기능 환자에게 정상 용량을 사용했을 때와 유사한 것으로 확인되었다. 최근의 분석에서는 아픽사반 또는 리바록사반이 와파린과 비교했을 때 비슷한 수준의 혈전 및 출혈 효과를 보이는 것으로 나타났지만 해석에는 매우 주의가 필요하다.[222, 233-235] 아픽사반과 와파린을 비교하는 RENAL-AF 연구와 AXADIA 연구가 진행되고 있었으나, RENAL-AF 연구는 조기에 종료되었다. RENAL-AF 연구에서는 두 그룹 모두 출혈에 의한 사망률이 크게 증가하였는데, 와파린 그룹에서는 INR 수치가 잘 조절되지 않았고, 아픽사반 그룹은 5 mg 1일 2회 요법을 사용했었다. 말기 신질환 또는 투석을 하는 환자에서 NOAC을 사용할 명확한 근거는 충분치 않지만, 상기 분석 결과들을 토대로 점점 NOAC을 처방하는 빈도는 증가하는 것으로 보인다.[236]

미국 식약처에서는 리바록사반 1일 15 mg 용법과 아픽사반 5 mg 1일 2회 용법을 만성 신질환 G5와 G5D 단계의 환자 대상으로 승인했다. 이에 관해 약동학 및 약리학 데이터를 기반으로 리바록사반과 아픽사반의 사용을 승인했으며, 임상적 안전성은 확인되지 않았으나 이를 이용할 수 있을 때까지 "first do no harm"의 원칙을 적용했다고 설명되고 있다.[237]

결론적으로 현재 말기 신질환 또는 투석을 하는 환자에 있어서 NOAC이 좋은지 와파린이 좋은지에 대한 답은 없다. 환자 개개인의 상황, 상태에 맞추어 약을 처방해야 하겠으며 약제의 사용에 따른 부작용 또한 설명하는 것이 필요하겠다. 추가로 신장이식을 받은 심방세동 환자에서도 NOAC 사용의 데이터가 부족하니, 해당 환자에서 NOAC을 사용하고자 한다면 면역억제제를 투여하는 분과의 긴밀한 협의가 필요하겠다.

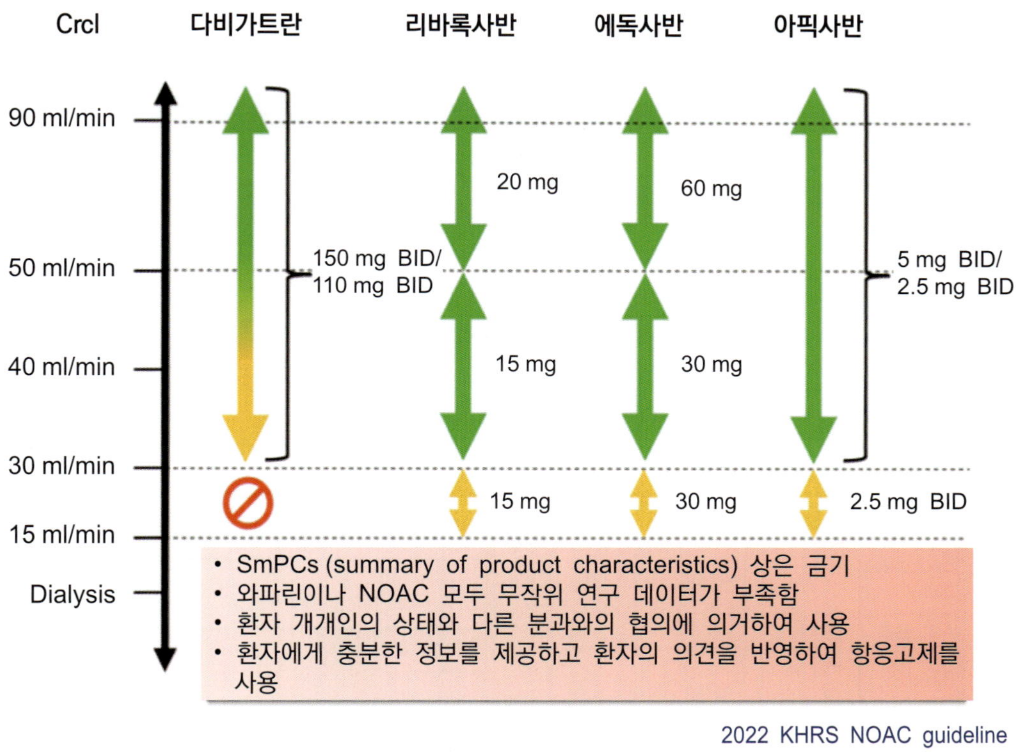

그림 17. 신기능에 따른 NOAC의 사용

11.2. 간질환

Child-Pugh 분류 C점 이상인 환자에서 항응고 요법은 잇점보다는 해로운 점이 많아서 금기시되고 있다(표 17 및 그림 18).[238] 간질환을 동반한 심방세동 환자를 대상으로 한 국내 관찰 연구에서 NOAC은 와파린 대비 긍정적인 연관성을 보고하고 있다.[239]

표 17. Child-Turcotte-Pugh score 계산 및 간질환에서의 NOAC 사용

측정 항목	1점	2점	3점
혼수	No	Grade 1-2 (약물로 조절됨)	Grade 3-4 (약물로 조절되지 않거나 만성)
복수	No	경도 (이뇨제에 반응 있음)	중증도-중증 (이뇨제 반응 없음)
빌리루빈	〈 2mg/dL	2-3 mg/dL	〉 3 mg/dL
알부민	〉 3.5g/dL	2.8-3.5 g/dL	〈 2.8 mg/dL
INR	〈1.7	1.71-2.30	〉 2.30

Child-Pugh category	다비가트란	아픽사반	에독사반	리바록사반
A (5-6점)	감량 없음	감량 없음	감량 없음	감량 없음
B (7-9점)	감량 및 주의 사용	감량 및 주의 사용	감량 및 주의 사용	금기
C (10-15점)	금기	금기	금기	금기

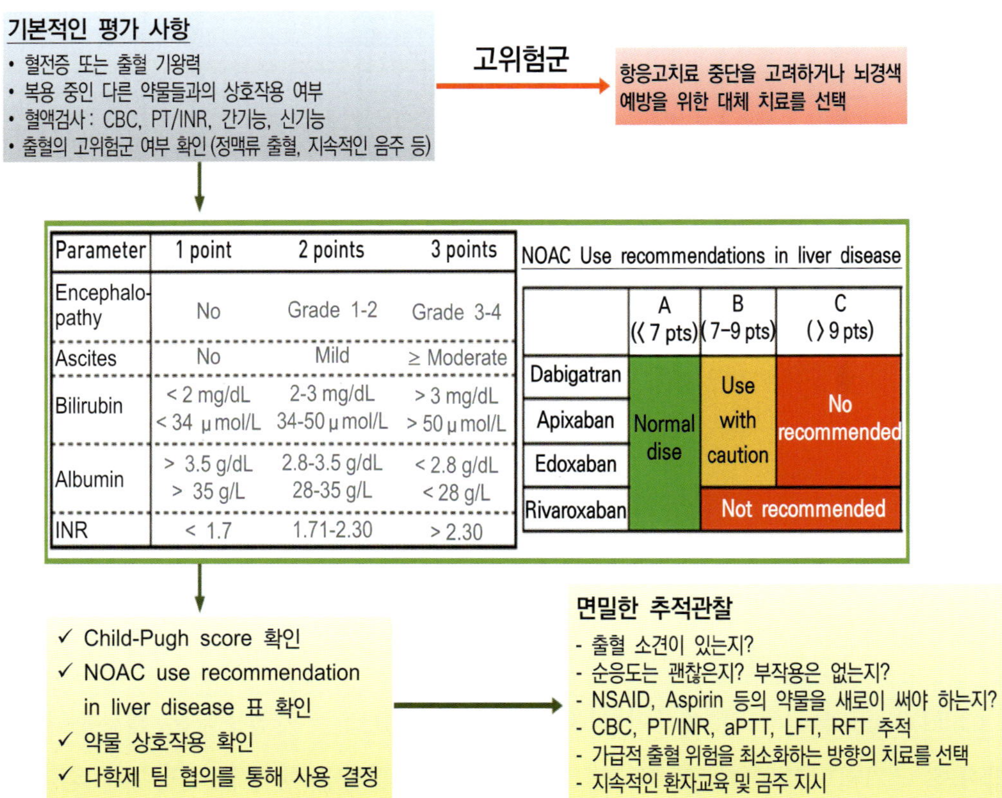

2022 KHRS NOAC guideline

그림 18. 간질환 환자에서의 NOAC 사용

11.3. 고령환자

노화에 따라 심방세동의 발생은 지속적으로 증가하고 있으며, 2050년에는 80세 이상의 노인이 전 세계 인구의 4.4 %에 이를 것으로 예상된다.[240] 고령 심방세동 환자에서 뇌졸중의 예방은 매우 중요한 문제인데 NOAC의 도입 이후 항응고 치료의 처방율이 높아졌음에도 항응고 치료의 처방율은 30 %를 넘지 못하고 있다.[241-243]

모든 NOAC의 무작위 대조군 비교연구에 75세 이상의 고령 환자들이 31~43 % 포함되어 있으며 약 27,000 명의 고령 환자들에서 NOAC과 와파린을 비교하였다. 고령 환자들에서 절대 위험도가 높으며, NOAC을 사용함으로써 더욱 큰 절대위험도 감소를 얻을 수 있으므로 적은 필요 치료 환자수(number needed to treat, NNT)를 기대할 수 있다.[244-247] 모든 NOAC 무작위 대조군 비교연구에서 두개강 내 출혈이 적게 발생하였으나, 다비가트란은 고용량에서 두개 외 출혈과 나이 사이에 유의한 상호작용이 있는 것으로 나타났다.[189, 248] 반면 아픽사반, 에독사반, 리바록사반은 나이와 두개 외 출혈 사이의 상호작용은 없는 것으로 나타났다. 뿐만 아니라, 아픽사반과 에독사반은 고령 환자에서 와파린과 비교했을 때 주요 출혈이 적은 것으로 나타났다.[75, 244, 246]

미국의 ARISTOPHANES 연구의 80세 이상 환자의 하위 분석에서 아픽사반은 와파린 대비 뇌졸중, 전신색전증, 주요 출혈 위험을 유의하게 감소시키는 것으로 나타났으며,[249] 전 연령 분석 결과와도 일관된 양상이었다.[250] 80세 이상의 국내 후향적 연구에서도 NOAC이 와파린보다 임상적 이득이 있음을 확인하였다.[251] 80세 이상의 취약한 환자들을 대상으로 한 SAFIR-AC 연구에서 리바록사반은 와파린보다 주요 출혈을 54 %, 두개강 내 출혈을 36 % 유의하게 감소시켰다.[252, 253]

이전까지는 표준 항응고 치료에 적합하지 않다고 여겨졌던 초고령의 심방세동 환자들을 대상으로 한 ELDERCARE-AF 연구에서 에독사반 15 mg을 사용했을 때 위약 대비 뇌졸중 절대위험도의 유의한 감소를 보였고, 통계적으로 유의하지 않은 주요 출혈 위험의 1.5 % 증가를 확인하였다.[254, 255] 에독사반 15 mg 치료전략은 출혈 위험성이 높아 허가된 NOAC 상용량으로 적합하지 않거나 매우 취약한 초고령 환자에서 현실적인 대안이 될 수 있다. 그러나, 출혈 위험이 높고 취약한 초고령 환자에서의 항응고 치료는 임상적인 난제이기 때문에 이를 뒷받침할 수 있는 연구결과가 적어 추가 연구결과가 필요하다.

11.4. 노쇠 (frailty)와 낙상 (falls)

11.4.1. 노쇠함

노쇠함은 규칙에 따라 결정되는 뚜렷한 표현형으로 정의되며, 노쇠 척도에서 기능적인 결핍에 대한 임상적 판단에 따라서 결정된다 (표 13).[256-258] 두 모델을 통해서 위험군이거나 생리적인 예비능력이 부족하거나, 낙상 위험이 높거나, 우울증과 치매, 신체적 기능이 저하되거나, 사망 위험이 높은 환자를 선별할 수 있다. 취약함과 취약 전단계는 고령 환자에서 매우 흔하고 항응고 치료의 위험 대비 이득에 대한 신중한 판단이 필요하다. 전문가들은 모든 고령 취약 환자에서 종합적인 노인 환자 평가를 권고하고 있다.[259] 체중 감소를 동반한 취약함은 신기능 악화의 위험이 있다. 따라서, 안전한 NOAC 용량을 유지하기 위해서 환자들의 체중을 정기적으로 측정하고 신장 기능을 정기적으로 모니터링해야 한다. 심각하게 취약한 상태이거나 수명이 제한된 상황에서는 항응고 치료를 통한 이득을 기대할 수 없다 (표 18).

관찰 연구에서 노쇠한 환자군에서 NOAC은 와파린과 비슷한 효과를 입증하였고 심각하게 취약한 환자를 제외하면 출혈 위험은 낮았다.[260] 국내 환자를 대상으로 한 연구에서도 노쇠한 환자에서 항응고 요법은 긍적적인 결과를 보였고, 특히 NOAC은 와파린 대비 긍적적인 결과와 연관되었음이 보고되었다.[360]

11.4.2. 낙상 위험

낙상 위험은 단순하거나 복잡한 도구를 통해서 평가될 수 있다 (표 19). 고령 환자들일수록 낙상 위험이 증가한다. 지역사회에 거주하는 75세 이상의 환자들에서 모든 낙상과 사고에 의하지 않은 낙상의 위험은 각각 연간 25 %와 8 %인 것으로 보고되었다.[263] 복용하는 약제가 많을수록, 요양 기관에서 치료받고 있을수록 낙상의 위험은 증가한다.[264] 낙상 위험은 종종 뇌출혈의 위험 때문에 항응고 치료의 금기증으로 분류되기도 한다.[265] Markov 결정 모델을 통해 분석해 보았을 때, 고령 환자에서 295회 이상의 낙상이 와파린 치료의 이득보다 뇌출혈의 위험을 높이는 것으로 나타났다.[266] NOAC은 와파린보다 뇌출혈 위험이 낮으므로 NOAC 치료의 이득보다 낙상 위험이 크려면 필요한 낙상 회수는 이보다 더 커야 할 것이다. 낙상 위험이 높은 환자에서 에독사반 및 아픽사반은 긍정적인 결과가 보고되었다.

정리하면, 낙상 자체는 NOAC 치료의 금기에 해당하지 않으나, 주의가 필요하며, 특히, 항혈소판제의 병용 등과 같은 교정 가능한 출혈 위험인자들에 대한 평가와 교정이 필요하다.

표 18. 노쇠함 척도

From http://www.csha.ca and Ref	
Very fit (매우 건강한)	활동적이고, 열정적이고, 의지적인 사람. 이 사람들은 보통 규칙적으로 운동한다. 이들은 같은 나이 대 사람들 중에서 가장 건강하다.
Well (건강한)	질병은 없지만 매우 건강한 (very fit) 환자들에 비하여 덜 건강한 사람. 종종 운동하거나 때에 따라 아주 활동적인 운동을 한다.
Managing well (비교적 건강한)	질병이 잘 조절되지만, 걷기 이외에 규칙적인 운동은 하지 않는 사람
Vulnerable (연약한)	일상 활동에 있어 다른 사람에게 의지할 정도는 아니지만, 증상이 종종 활동을 제한하는 경우. 보통 일과 중에 행동이 느려지고, 피곤함을 호소한다.
Mildly frail (약간 취약한)	자주 행동이 느려지고, 도구를 이용한 작업 (은행 업무, 교통 수단 이동, 힘든 가사 노동, 약물 복용)에 있어 도움이 필요한 경우. 전형적으로, 약간 취약한 환자들은 혼자서 쇼핑하거나, 걸어 다니거나, 음식을 준비하거나, 가사일을 점점 하기 힘들어 한다.
Moderately frail (중등도로 취약)	혼자서 야외활동을 아예 하지 못하고 도움이 필요한 경우. 집안에서도 계단을 오르거나 목욕할 때 도움이 필요하고, 옷을 입을 때도 약간이나마 도움이 필요한 경우
Severely frail (아주 취약한)	신체적, 인지적 활동 등 모든 활동에서 다른 사람의 도움에 완전히 의존적인 경우, 그럼에도 불구하고 6개월 이내에 사망할 것으로 보이지 않는 경우
Very severely frail (매우 취약한)	모든 활동에 의존적이고, 생명이 다해 보이는 경우. 특징적으로 작은 질병에도 회복되지 못한다.
Terminally ill (생명이 다해가는)	생명이 다해 가는 경우. 이 분류는 생명이 6개월 이내로 예측되는 환자이지만, 취약해 보이지는 않는 경우이다.

표 19. 낙상 위험 측정 도구

(A) 낙상 고위험군 (ENGAGE-AF TIMI 48 연구)

아래 중 한 개 이상

- 과거 낙상 이력
- 하지 근력 약화
- 신체 균형능력 약화
- 인지기능 저하
- 기립성 저혈압
- 항정신성 약품 복용
- 중증 관절염
- 어지러움증

(B) 낙상 위험도 평가

'예' 항목마다 1점				
과거 낙상 이력	예 / 아니오			
복용 약물				
〉4	예ㅍ아니오			
항정신성 약품	예 / 아니오			
시력 약화	예 / 아니오			
인지력 약화	예 / 아니오			
Near tandem stand 10s	예 / 아니오			
Alternate step test 10s	예 / 아니오			
Sit to stand 12s	예 / 아니오			
점수	0-1	2-3	4-5	6+
연간 낙상 위험도	7%	13%	27%	49%

11.5. 인지기능 저하와 치매

경도의 인지 장애와 치매는 고령에서 매우 흔한 문제이다.[269, 270] 심방세동은 그 자체로 치매의 위험인자이며, 항응고 치료가 치매 위험을 낮출 것이라는 근거들이 있다.[271-275] 이와 같은 위험 감소 효과는 와파린과 NOAC이 비슷할 것이나, 낮은 치료농도 유지시간(time in therapeutic range, TTR)은 와파린 사용 환자들의 치매와 연관이 있을 것이다. 한국인 심방세동 환자에서 NOAC의 사용은 와파린보다 치매 위험도를 낮추거나 유사한 것으로 나타났다.[274, 276] 특히 65~74세 또는 뇌졸중 병력이 있는 사람들에서 NOAC은 와파린보다 더 유익한 것으로 나타났다. 약제별 비교에서 와파린보다 에독사반이 치매에 걸릴 위험이 낮았으며,[276] 리바록사반은 다비가트란보다 치매 위험도를 낮추는 것으로 나타났지만 관찰 연구라서 정확한 NOAC 간의 차이를 이야기 하기는 어렵다.[274]

경구용 항응고제 복용 준수는 치매에서 중요한 고려 사항이다. 치매는 하루 2 회 복용하는 NOAC의 순응도에 영향을 미칠 것이다. 하루 1 회 복용이나, 주간 약제 상자, 알림 또는 투명한 포장이 치매 환자에게 도움이 될 수 있다.

11.6. 저체중과 비만

저 체중 환자의 경우 일반적으로 출혈 위험도가 높기 때문에 사용에 주의를 요한다. 60 kg 이하의 체중의 환자에서는 에독사반 뿐만 아니라 아픽사반의 용량 감량의 기준이다. 반면에 리바록사반과 다비가트란은 60 kg 이하는 용량 감량 기준이 아니다. 아픽사반과 에독사반 모두 전체 연구 인구와 비교했을 때 저체중 환자에서 와파린 대비 일관된 효능과 안전성을 보였다. 따라서 두 약물은 60 kg 이하 환자에서 선호되는 선택이 될 수 있겠다. 후속 메타분석 및 관찰 연구에서의 저체중 환자 (50 kg 미만)에 대한 리바록사반의 안전성은 확인되었으나 추가적인 연구가 필요하다.[281] 대규모 임상연구에서는 아시아인이 상대적으로 적게 포함되어 저체중 환자에서 NOAC 사용에 대한 데이터는 부족한 실정이다. NOAC 사용 시 저체중 환자는 정상 체중 환자에 비해 출혈 위험성이 높다.[282] 하지만 국내 관찰연구에서 저체중 환자에서도 와파린 대비 NOAC의 효능과 안전성은 일관되게 보고되었다 (그림 19).[277]

리바록사반과 아픽사반의 약동학 데이터는 체중 분포와 체중 범위의 반감기에 따른 체중 의존적 변화를 보고하였으나 임상적으로 유의미하지 않았다. ENGAGE-TIMI 48 연구에서 비만 환자와 정상체중 환자 사이에서 에독사반의 혈장 농도 변화나 FXa에 대한 약역학적 효과는 관찰되지 않았다.[278, 279] ROCKET-AF와 ARISTOTLE와 ENGAGE AF-TIMI 48 연구에서 비만 여부에 관계없이 NOAC은 와파린 대비 일관된 효능과 안전성을 보였다.[281, 279, 280] 관찰연구에서도 유사한 결과를 보였다.[283, 284]

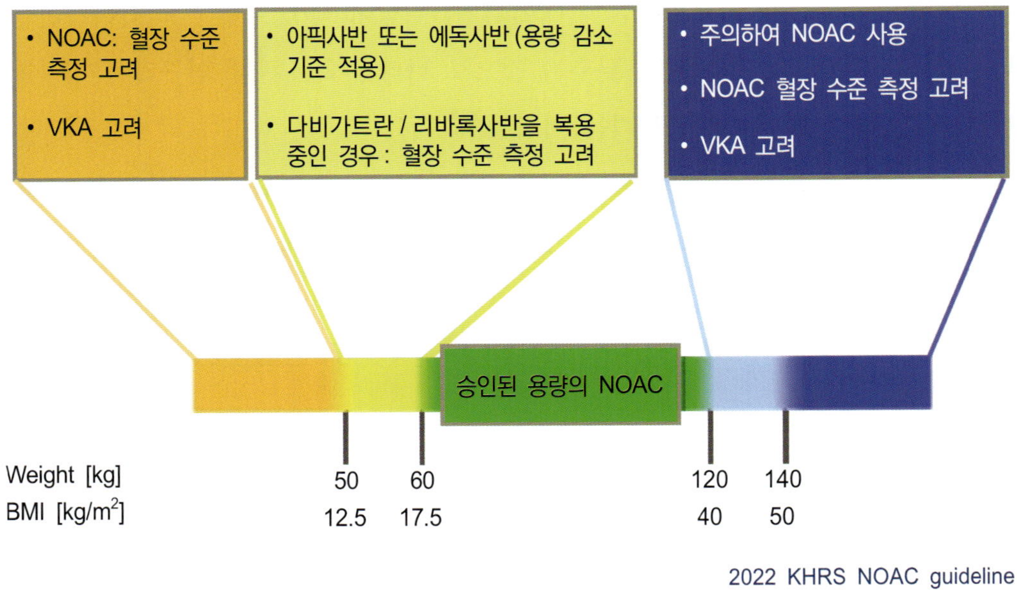

그림 19. 저체중 및 과체중 환자의 NOAC

11.7. 악성 종양

악성종양은 심방세동과 마찬가지로 노령의 환자에서 흔하게 발생할 수 있다.[285] 비록 고령과 암성질환 자체가 혈전이나 출혈의 독립적인 위험 인자이긴 하지만, 암성질환과 그것에 대한 치료는 결국에 심방세동을 촉발시킬 수 있다.[286]

악성종양 환자들을 대상으로 했던 정맥혈전색전증 3상 연구들에서 에독사반 (Hokusai Cancer),[287] 리바록사반 (Select-D),[288] 그리고 아픽사반 (Caravaggio)[289]은 각각 정맥혈전의 재발 예방에서 달테파린에 비해 열등하지 않다는 것을 보여주었다. 비록 정맥색전증 예방의 효과는 좋았지만, 특히나 위장관계 암성질환 환자에서 에독사반과 리바록사반은 달테파린과 비교해서 출혈의 경향성이 높았다. 아픽사반의 경우에는 달테파린과의 비교에서 효율성과 안정성에서 비교적 비슷한 결과를 보였다.

기존 대부분의 NOAC 3상 연구들에서 암성질환은 등록 대상에서 제외 기준이었기에 암성질환을 동반한 심방세동 환자에서 뇌졸중과 전신색전증 예방에 대한 관점에서 충분한 근거는 부족하다. 최근 NOAC 연구들의 메타분석에서 와파린에 비해

NOAC은 통계적으로 의미 있게 뇌졸중, 전신색전증, 그리고 정맥혈전의 발생률을 낮추었고, 허혈성 뇌졸중의 발생률은 강한 경향성 (P = 0.05)으로 낮추었으며 심근경색, 모든 원인에 의한 사망률과 심혈관질환에 의한 사망률은 수치적으로 와파린 군에 비해 낮았다.[290] NOAC 사용 군에서 와파린 사용 군에 비해 낮은 빈도의 장내 혹은 두개내 출혈, 그리고 비슷한 빈도로 임상적인 유의미한 주요 혹은 경미한 출혈을 일으켰다. 3개의 3상 연구를 통합한 사후 분석은 암성 질환 동반 유무와 상관 없이 심방세동 환자에서 NOAC과 와파린 사용은 비슷한 정도의 효율성과 안전성을 보여 주었다. 암성 질환의 유무에 상관 없이 와파린이나 NOAC을 처방한 심방세동 환자를 대상으로 한 대규모 등록연구에서 NOAC을 사용한 환자 집단에서 출혈과 색전증 발생이 모두 낮았지만, 암성 상태에서 동등성이 보고되었다. 국내외 관찰연구에서 암을 진단받은 심방세동 환자에 대하여 NOAC이 와파린보다 뇌졸중 및 전신색전증, 주요출혈, 사망을 줄여주었다는 후향적 연구에 대한 보고가 있었다.[292, 293] 하지만, 아직 NOAC과 특별한 주의가 필요로 하는 항암약물들 간의 약물 상호작용은 아직 잘 알려져 있지 않다 (표 8).[294]

암성질환을 앓고 있는 심방세동 환자에서 항응고 치료는 세심한 다학적 팀 접근이 필요하다 (표 20).[295] 특별히 골수억제 항암약물치료 혹은 방사선 치료가 계획되어 있을 때 혈소판을 포함한 전혈검사, 콩팥/간 기능검사, 출혈에 대한 신체적 증상을 고려한 NOAC 치료의 일시적 용량 감량 혹은 중단에 대한 판단이 필요하다. 또한 그러한 환자에서는 PPI나 H_2 수용체 차단제를 이용한 위점막 보호치료는 고려해야 한다.

표 20. 심방세동과 악성종양

학제간 팀워크
(1) 환자 개인의 위험 요소 평가 • 심방세동과 관련된 위험 요소 (CHA_2DS_2-VASc, 출혈 위험) • 암과 관련된 위험 요소 (종류, 간전이, 응고장애, 신장/간부전 등) • 치료와 관련된 위험 요소 (혈소판감소증, 수술, 방사선, 중심 정맥 확보 등)
(2) 항응고제의 선택 • 현재 표준 치료 : 와파린 (저분자량 헤파린)[a] • NOAC : 연구된 바는 적지만 유망해 보임. • 환자의 선호도를 고려 (와파린 vs. NOAC)
(3) 환자 안전 • 위 보호 (PPI/H2 억제제) • 약물 상호작용을 주의 • 용량 감량/치료 중단 (혈소판 〈 50000, 신장애, 출혈, …)
주의 사항 • 혈전색전증의 위험 ↑ • 출혈의 위험 ↑

[a]경구 치료가 불가능할 경우 저분자량 헤파린으로 전환하는 것이 타당함.

11.8. 아시안에서의 NOAC

인종적 차이는 과거 와파린 사용 시기에 백인들에 비하여 비백인에서 와파린의 낮은 사용률, INR의 낮은 조절률이 높은 뇌경색 발생률 및 사망률과 관련 있는 인자였다.[296, 297] 체질량의 차이, 사이토크롬 P450의 유전적 차이에 의한 약물대사의 차이 등이 기전으로 제시되었으며, 식생활의 차이, 사회경제적 상황의 차이 등 환경적 요소도 관련이 있을 수 있다.[298] 따라서, 와파린처럼 NOAC의 효과에서 인종에 따른 차이가 있다면, 대규모 3상 임상에서 보였던 NOAC의 효과가 모든 인종에 다 적용할 수 없다는 우려가 제기되었다. 심방세동 관련 NOAC 무작위 임상에서 백인은 각각 70.0-82.9 % 참여하였고, 아시아인은 13.6-16 %로 적게 참여하였다.[75-77, 299]

아시아 인종은 뇌경색과 출혈 위험도 둘 다 높다. 최근의 연구 결과에 따르면, 아시아인은 연령이 50-55세를 넘을 때부터 뇌경색 발생률이 증가하였고, 따라서 CHA_2DS_2-VASc 체계를 아시아인에 맞게 수정해야 할 필요성이 제기되었다.[300, 301] 와파린을 투약 중인 경우, 아시아인은 비아시아인에 비해서 뇌경색을 예방하는 효과가 낮고, 뇌출혈의 위험도가 높다.[298, 302] 이러한 현상의 원인으로는 아시아인에서 TTR이 낮은 것 및 심장 외의 원인으로 발생한 색전성 뇌경색이 더 높았던 것과 관련이 있을 것으로 생각된다. 아시안 인종은 저체중, 신질환의 증가로 인해 NOAC의 대사, 크레아티닌 청소율, 혈중농도, Factor Xa 억제 활동에 영향을 미칠 수 있다.[303, 304]

4개의 3상 NOAC 임상실험에서 총 8,600명 이상의 아시아인이 포함되었다. 이를 분석해보면, 이전 연구들과 같이 아시아인에서 비아시아인에 비해 뇌출혈, 뇌경색 발생률이 높았다. 그러나 와파린 대비 NOAC의 출혈 감소 효과 자체는 비아시아인과 같거나 더 큰 효과를 보였으며, 안전성 면에서 더 큰 이득을 얻는 것으로 나타났다.[303, 305-307] 아시아인 관찰연구 결과에서는 와파린에 비해 NOAC은 비슷하거나 낮은 허혈성 뇌졸중, 두개내 출혈, 위장관 출혈, 주요 출혈 및 이들의 복합사건을 보고하였다.[308, 309]

11.9. 혈소판감소증

혈소판의 수가 100 × 10^3/μL이하는 RELY, ENGAGE AF-TIMI 48 연구에 제외 대상이었다.[76, 77] 혈소판의 수가 90 × 10^3/μL이하는 ROCKET-AF 연구에 제외 대상이었다.[299] 아픽사반은 ARISTOTLE연구에서 혈소판의 숫자는 제외 기준에 해당하지 않았다.[75] 50 × 10^3/μL같이 낮은 혈소판의 수를 가진 환자들은 암과 관련된 VTE 치료 에독사반과 리바록사반 연구에 포함되었고, 75 × 10^3/μL같이 낮은 환자들은 아픽사반 연구에 포함되었다.[310, 311] 관찰연구의 결과에 따르면, 혈소판 감소증이 있는 심방세동 환자에서 NOAC은 와파린과 비교하여 뇌경색과 전신색전증의 발생률은 유사하며, 출혈 발생률은 낮다.[312] 소규모 전향적 연구에서 심방세동과 경도의 혈소판 감소증 (50-100 × $10^3/\mu L$)이 있는 환자에서 NOAC을 감량하여 사용한 경우 (다비가트란 110 mg 하루 2회, 아픽사반 2.5 mg 하루 2회, 리바록사반 15 mg 하루 1회) 정상 혈소판수인 심방세동 환자에서 권장되는 NOAC용량을 사용한 경우와 비교하여 출혈과 뇌경색 발생률에 차이가 없었다.[313]

혈소판 감소증 환자에서, 안전한 혈소판 숫자의 기준은 없다. 혈소판 숫자 외에도, 혈소판감소증의 원인이 무엇인지, 추가적인 위험인자 (혈소판 기능저하, 혈액응고 장애)를 고려해야 한다. 일반적으로 권장되는 접근방식을 그림 20에 요약하였다. 대규모 연구에 의한 근거가 부족한 실정이기 때문에 NOAC 치료는 환자 개개인에 맞춤형으로 다학제적 접근법으로 함께 결정하는 것이 권장된다.

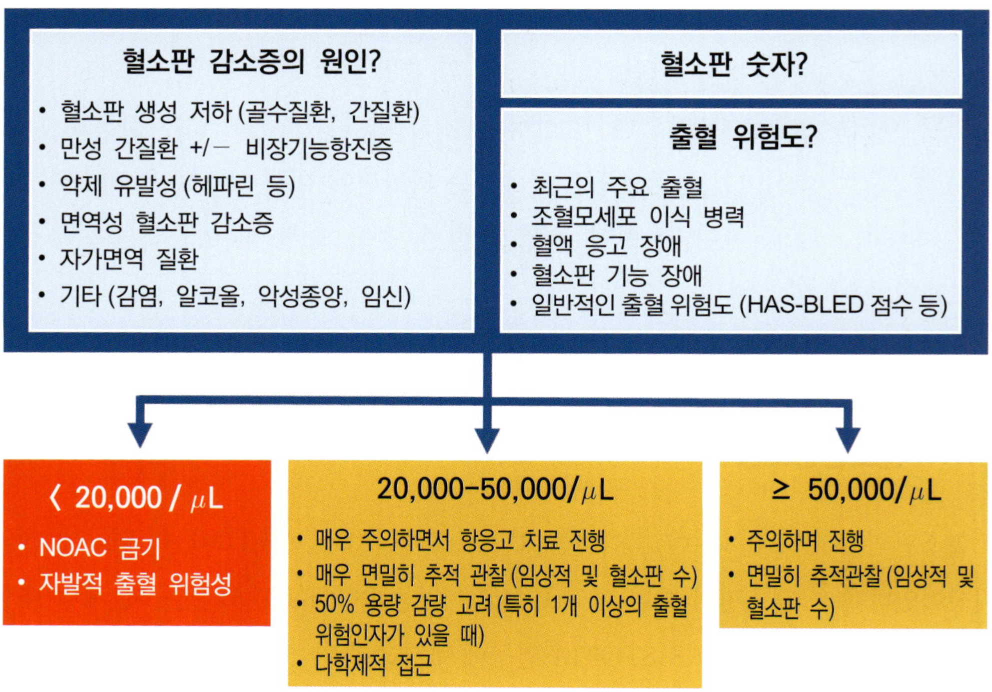

2022 KHRS NOAC guideline

그림 20. 혈소판 감소증에 따른 혈소판 수치

혈소판 감소증은 NOAC의 매우 드문 부작용(1/1,000~1/100)이며, 매우 드물게 보고되고 있다.[212, 314-317] 헤파린 유발성 혈소판 감소증±혈전증 (heparin induced thromobocytopenia[HIT]/HIT with thrombosis [HITT])에서 NOAC은 HIT항체에 인식되지 않으며, 혈소판 factor 4와 결합하지 않아서 혈소판 응집을 초래하지 않는다는 증거들이 보고되고 있다.[318-320] 따라서 HIT 환자에서 아가트로반이나 폰다파리녹스 등 비경구 헤파린 대체물질에 비하여 저렴하고 투약하기 쉬운 NOAC 치료가 점차 대안으로 제시되고 있으나, 이를 증명하기 위한 연구가 필요하다.

11.10. 위절제술 위우회술 이후의 NOAC

에독사반은 산성 및 중성 pH에서 각각 고농도 및 경미하게 용해되며, 주로 근위장에 흡수된다. 한 연구는 장으로의 직접 전달이 피크(Cmax)와 총 혈장 수치(AUC) 모두 감소됨을 증명하였다.[322] 아픽사반은 pH와 무관하게 흡수되며, 절반 이상 말단 소장과 상행 결장에서 흡수되고, 그 이후 점차 감소하기 때문에 위절제술이나 위우회술 이후에 좋은 대안일 수 있다.[323-325] 위절제술이나 위우회술을 시행한 후 장기간 항응고제를 복용한 환자를 대상으로 한 이스라엘의 소규모 연구에서 아픽사반의 혈중농도를 측정한 결과 이는 예측 가능한 범위 안에 있었다.[326] 리바록사반은 근위소장 또는 대장을 통해 약물을 주입하는 경우 AUC와 Cmax의 감소가 보고된 바 있다.[327] 비만 환자에서의 위절제술 및 위우회술 이후 6-8개월 이후 리바록사반 10 mg을 투여하여 약동학 매개 변수를 평가한 연구에서 수술 이후 현저한 체중 감소가 있었음에도 불구하고, 평균 AUC는 수술 전 측정된 값과 유사함을 나타내었다.[328]

11.11. 뇌전증

뇌전증에는 유전적 원인과 후천적 원인(뇌 외상, 뇌졸중, 종양 및 뇌 감염 등)이 모두 있을 수 있다. 뇌졸중 이후 뇌전증 발생의 위험도는 7 %에서 11.5 %로 보고되며 심장 색전성 뇌경색증 후에는 3-6 %로 알려져 있다.[329-331] 경련 발작이 한번 있었던 환자에서 재발의 위험도는 높게는 70 %까지 보고되었으며, 따라서 항응고 치료를 받는 환자에서는 항전간제 (antiepileptic drugs)를 사용하여 경련 발작을 예방하는 것이 바람직하다.[332] 심방세동과 관련된 뇌경색은 피질 침범이 많고 다발성 경색이 많으며 심한 신경학적 결손과 출혈성 변화의 발생 가능성이 높은데, 이것들은 뇌전증 발생의 예측 인자이기도 하다.[333] 경구 항응고제를 복용 중인 환자에서 경련이 발생하는 경우, 두부 외상이나, 혀 깨뭄 등으로 인해 출혈 위험이 증가할 수 있다.

NOAC과 항전간제를 병용한 경우의 약물 상호 작용에 대한 확실한 증거가 부족하다.[334] NOAC으로 치료 중인 환자에서 항전간제의 사용이 필요한 경우 잠재적인 약물 상호 작용에 대한 주의가 필요하며, 심장 전문의, 신경과 전문의, 1차 진료의사, 임상 약사의 다학제적 접근이 중요하다. 특히 항전간제를 병용 투여하는 경우 항전간제의 혈장 농도 유도 투여와 유사하게 NOAC 혈장 농도 측정이 자주 제안된다.[335-338] 그러나 NOAC의 혈중 농도 측정에 따른 접근 방식은 임상 시험을 통해 증명된 증거가 없다.[335, 336] 따라서 NOAC 약물 농도 측정에 따른 치료는 NOAC 혈장 농도 측정 및 해석에 대한 광범위한 경험을 가진 센터에서 시행하는 것이 권장된다.

11.12. 고혈압

고혈압은 심방세동이 있는 60세 이상의 성인들에게 매우 흔하며 전 세계적으로 10억 명의 성인들에게 나타난다.[339]

고혈압은 뇌졸중의 독립적인 위험 인자로, 고혈압이 있는 심방세동 환자들은 고혈압이 없는 심방세동 환자에 비해 뇌졸중 위험이 1.8~2배 증가한다.[340, 341] 2017 미국 심장학회 및 심장협회 가이드라인에서는 항고혈압 약제를 복용하는 성인은 수축기 혈압 130 mm Hg, 이완기 혈압 80 mm Hg 이하로 치료하는 것을 권고하였다.[342] 고혈압이 있는 심방세동 환자의 이상적인 혈압을 수축기 혈압 120-129 mm Hg, 이완기 혈압 80 mm Hg 이하를 유지하는 것이 심혈관 사건 위험 감소에 유리하였다.[343]

11.13. 당뇨병

당뇨는 특히 젊은 사람에게서 심방세동의 독립적인 위험 인자로 알려져 있다. 심방세동의 유병율은 비당뇨 환자에 비해 당뇨를 동반한 환자에게서 최소 두 배 이상 높고, 심방세동 발생률은 당뇨로 인한 미세혈관 합병증의 중증도가 증가할수록 증가하는 양상을 보이며, 제1형, 제2형 당뇨병 모두 뇌졸중의 위험인자로 알려져 있다.

혈당 조절이 심방세동의 신규 발병률에 영향을 미치는 것은 아니나, 메트포민이나 피오글리타존과 같은 약제는 당뇨를 동반한 환자에서 장기간의 심방세동의 위험을 낮추는 것과 연관성이 있다. 최근 메타 분석에서는 심방세동 환자에서 제2형 당뇨병과 NOAC의 효과에 대한 유의한 상관 관계가 나타나진 않았으나, NOAC으로 치료한 환자군이 와파린을 투여한 환자보다 혈관 사망률이 낮았다. NOAC 3상 연구의 메타 분석에 따르면, 당뇨를 동반한 심방세동 환자는 추적 관찰 중 상대적으로 32 % 높은 혈관 사망 위험을 보이는 것으로 확인되었고, NOAC 사용 시 와파린 대비 17 %의 혈관 사망 위험 감소 효과를 보였다. 리바록사반은 당뇨 동반 환자군에서 와파린 대비 심혈관 사건으로 인한 사망을 유의하게 감소시킨 것으로 나타났다.[344] NOAC의 와파린 대비 출혈 위험 감소는 당뇨 및 비당뇨 동반 환자간 유사함을 나타내었다. 또한 NOAC의 잠재적인 부작용과 관련하여 당뇨병 및 망막병증을 동반한 환자에서의 출혈 위험 증가의 증거는 없었다.[1]

11.14 심부전

2020년 국내 심방세동 환자 수는 24만 명이며, 이 중 심부전을 동반하고 있는 환자는 약 40 %로 고혈압 다음으로 많은 비중을 차지하고 있다. 심방세동과 심부전은 서로를 유발하거나 악화시킬 수 있다. 심부전 환자는 심방세동 발병 위험이 더 높으며 심방세동은 심부전에 의한 입원 및 사망률 증가와 관련이 있다.[345-348]

심부전을 동반한 심방세동 환자에서 NOAC은 와파린과 효과는 비슷하지만 더 낮은 출혈 위험을 보인다.[349] 유럽심장학회 심부전 진단 치료 가이드라인에서는 승모판 협착증 또는 기계적 인공 심장 판막치환술 시행 환자를 제외한 심부전을 동반한 심방세동 환자에서 와파린보다 NOAC을 class 1으로 권고하고 있다.[349]

12. 비타민 K 길항제의 용량 조정 최적화

심방세동 환자에서 NOAC의 선호에도 불구하고, 기계 판막 환자와 류마티스성 승모판협착증을 포함하는 특정 상황에서는 아직도 비타민 K 길항제 (이하 와파린)의 사용이 필요하다.[165] 따라서 와파린 치료를 잘 숙지하고, 치료 범주에 유지하는 것이 중요하다.

표준 목표인 INR 2.0-3.0을 유지하는 것이 필요하며, 그 방법은 경험에 의하여 만들어졌다. 와파린 치료에 다양한 알고리즘이 있고,[295, 350, 351] 지난 수십 년간의 경험이 다른 임상적 방법을 만들어냈다 (예, 항응고 크리닉, point-of-care 장비를 이용한 자가 측정). 와파린 치료의 성공은 적절한 TTR을 유지하여 허혈 및 출혈의 위험도를 낮추는 것이다. 반대로 낮은 TTR이 지속적으로 관찰되면 치료 방법의 변경이 고려되어야 한다. 표 21은 RELY 연구에서 사용되었던 와파린 유지 용량을 결정하는 알고리즘이다.[350]

표 21. 치료 범위 밖의 INR의 경우 와파린의 유지 용량

INR	주당 용량 조절
≤1.5	15 % 증량/주 (week)
1.6-1.9	10 % 증량/주
2-2.9	유지
3-3.9	10 % 감량/주
4-4.9	1회 중단 후 10 % 감량/주 하여 재시작
≥5	INR 이 2-3 까지 중단, 이후 15 % 감량/주 하여 재시작

REFERENCES

1. KG, Potpara T, Dagres N, Arbelo E, Bax JJ, Blomström-Lundqvist C, et al. 2020 ESC Guidelines for the diagnosis and management of atrial fibrillation developed in collaboration with the European Association for Cardio-Thoracic Surgery (EACTS): The Task Force for the diagnosis and management of atrial fibrillation of the European Society of Cardiology (ESC) Developed with the special contribution of the European Heart Rhythm Association (EHRA) of the ESC. *Eur Heart J.* 2021;42:373-498.
2. Lip GYH, Collet JP, Caterina R, Fauchier L, Lane DA, Larsen TB, et al. Antithrombotic therapy in atrial fibrillation associated with valvular heart disease: a joint consensus document from the European Heart Rhythm Association (EHRA) and European Society of Cardiology Working Group on Thrombosis, endorsed by the ESC Working Group on Valvular Heart Disease, Cardiac Arrhythmia Society of Southern Africa (CASSA), Heart Rhythm Society (HRS), Asia Pacific Heart Rhythm Society (APHRS), South African Heart (SA Heart) Association and Sociedad Latinoamericana de Estimulación Cardíaca y Electrofisiología (SOLEACE). *Europace.* 2017;19:1757-1758.
3. Baumgartner H, Falk V, Bax JJ, De Bonis M, Hamm C, Holm PJ, et al. 2017 ESC/EACTS Guidelines for the management of valvular heart disease. *Eur Heart J.* 2017;38:2739-2791.
4. Szymanski FM, Lip GY, Filipiak KJ, Platek AE, Hrynkiewicz-Szymanska A and Opolski G. Stroke Risk Factors Beyond the CHA_2DS_2-VASc Score: Can We Improve Our Identification of “High Stroke Risk” Patients With Atrial Fibrillation? *Am J Cardiol.* 2015;116:1781-8.
5. Shin SY, Han SJ, Kim JS, Im SI, Shim J, Ahn J, et al. Identification of Markers Associated With Development of Stroke in "Clinically Low-Risk" Atrial Fibrillation Patients. *J Am Heart Assoc.* 2019;8:e012697.
6. Kang SH, Choi EK, Han KD, Lee SR, Lim WH, Cha MJ, et al. Risk of Ischemic

Stroke in Patients With Non-Valvular Atrial Fibrillation Not Receiving Oral Anticoagulants - Korean Nationwide Population-Based Study. *Circ J.* 2017;81: 1158-1164.

7. Lee JM, Joung B, Cha M-J, Lee JH, Lim WH, Kim T-H, et al. 2018 KHRS Guidelines for Stroke Prevention Therapy in Korean Patients with Nonvalvular Atrial Fibrillation. *Korean J Med.* 2018;93:87-109.
8. Esteve-Pastor MA, Rivera-Caravaca JM, Roldan V, Vicente V, Valdés M, Marín F, et al. Long-term bleeding risk prediction in 'real world' patients with atrial fibrillation: Comparison of the HAS-BLED and ABC-Bleeding risk scores. The Murcia Atrial Fibrillation Project. *Thromb Haemost.* 2017;117:1848-1858.
9. Chao TF, Lip GYH, Lin YJ, Chang SL, Lo LW, Hu YF, et al. Incident Risk Factors and Major Bleeding in Patients with Atrial Fibrillation Treated with Oral Anticoagulants: A Comparison of Baseline, Follow-up and Delta HAS-BLED Scores with an Approach Focused on Modifiable Bleeding Risk Factors. *Thromb Haemost.* 2018;118:768-777.
10. Lip GY and Lane DA. Bleeding risk assessment in atrial fibrillation: observations on the use and misuse of bleeding risk scores. *J Thromb Haemost.* 2016;14: 1711-4.
11. Kim JY, Kim SH, Myong JP, Kim YR, Kim TS, Kim JH, et al. Outcomes of Direct Oral Anticoagulants in Patients With Mitral Stenosis. *J Am Coll Cardiol.* 2019;73:1123-1131.
12. Eikelboom JW, Connolly SJ, Brueckmann M, Granger CB, Kappetein AP, Mack MJ, et al. Dabigatran versus Warfarin in Patients with Mechanical Heart Valves. *New England Journal of Medicine.* 2013;369:1206-1214.
13. Duraes AR, de Souza Lima Bitar Y, Schonhofen IS, Travassos KSO, Pereira LV, Filho JAL, et al. Rivaroxaban Versus Warfarin in Patients with Mechanical Heart Valves: Open-Label, Proof-of-Concept trial-The RIWA study. *Am J Cardiovasc Drugs.* 2021;21:363-371.
14. Guimarães HP, Lopes RD, de Barros e Silva PGM, Liporace IL, Sampaio RO, Tarasoutchi F, et al. Rivaroxaban in Patients with Atrial Fibrillation and a Bioprosthetic Mitral Valve. *New England Journal of Medicine.* 2020;383: 2117-2126.
15. Shim C, Seo J, Kim Y, Lee S, De Caterina R, Lee S, et al. Explore the Efficacy and Safety of Edoxaban in Patients after Heart Valve Repair or Bioprosthetic Valve Replacement (ENAVLE) study group. Efficacy and safety of edoxaban in patients early after surgical bioprosthetic valve implantation or valve repair:

A randomized clinical trial. *J Thorac Cardiovasc Surg.* 2021;202.

16. Avezum A, Lopes RD, Schulte PJ, Lanas F, Gersh BJ, Hanna M, et al. Apixaban in Comparison With Warfarin in Patients With Atrial Fibrillation and Valvular Heart Disease: Findings From the Apixaban for Reduction in Stroke and Other Thromboembolic Events in Atrial Fibrillation (ARISTOTLE) Trial. *Circulation.* 2015;132:624-32.
17. Ezekowitz MD, Nagarakanti R, Noack H, Brueckmann M, Litherland C, Jacobs M, et al. Comparison of Dabigatran and Warfarin in Patients With Atrial Fibrillation and Valvular Heart Disease: The RE-LY Trial (Randomized Evaluation of Long-Term Anticoagulant Therapy). *Circulation.* 2016;134:589-98.
18. Breithardt G, Baumgartner H, Berkowitz SD, Hellkamp AS, Piccini JP, Stevens SR, et al. Clinical characteristics and outcomes with rivaroxaban vs. warfarin in patients with non-valvular atrial fibrillation but underlying native mitral and aortic valve disease participating in the ROCKET AF trial. *Eur Heart J.* 2014;35:3377-85.
19. De Caterina R, Renda G, Carnicelli AP, Nordio F, Trevisan M, Mercuri MF, et al. Valvular Heart Disease Patients on Edoxaban or Warfarin in the ENGAGE AF-TIMI 48 Trial. *J Am Coll Cardiol.* 2017;69:1372-1382.
20. Pan KL, Singer DE, Ovbiagele B, Wu YL, Ahmed MA and Lee M. Effects of Non-Vitamin K Antagonist Oral Anticoagulants Versus Warfarin in Patients With Atrial Fibrillation and Valvular Heart Disease: A Systematic Review and Meta-Analysis. *J Am Heart Assoc.* 2017;6.
21. Renda G, Ricci F, Giugliano RP and De Caterina R. Non-Vitamin K Antagonist Oral Anticoagulants in Patients With Atrial Fibrillation and Valvular Heart Disease. *J Am Coll Cardiol.* 2017;69:1363-1371.
22. Noseworthy PA, Yao X, Shah ND and Gersh BJ. Comparative effectiveness and safety of non-vitamin K antagonist oral anticoagulants versus warfarin in patients with atrial fibrillation and valvular heart disease. *Int J Cardiol.* 2016;209:181-3.
23. Van Mieghem NM, Unverdorben M, Hengstenberg C, Möllmann H, Mehran R, López-Otero D, et al. Edoxaban versus vitamin K antagonist for atrial fibrillation after TAVR. *New England Journal of Medicine.* 2021.
24. Gilles Montalescot AR, Flavien Vincent, Stefen Desch, Jean-Jacques Portal, Eric Vicaut, Jean-Philippe Collet. Apixaban and valve thrombosis after transcatheter aortic valve implantation: the ATLANTIS-4D-CT substudy. Paper presented at: American College of Cardiology (ACC); 2021; Virtual.

25. Rowin EJ, Hausvater A, Link MS, Abt P, Gionfriddo W, Wang W, et al. Clinical Profile and Consequences of Atrial Fibrillation in Hypertrophic Cardiomyopathy. *Circulation.* 2017;136:2420-2436.

26. Nasser MF, Gandhi S, Siegel RJ and Rader F. Anticoagulation for stroke prevention in patients with hypertrophic cardiomyopathy and atrial fibrillation: A review. *Heart Rhythm.* 2021;18:297-302.

27. Noseworthy PA, Yao X, Shah ND and Gersh BJ. Stroke and Bleeding Risks in NOAC- and Warfarin-Treated Patients With Hypertrophic Cardiomyopathy and Atrial Fibrillation. *J Am Coll Cardiol.* 2016;67:3020-1.

28. Dominguez F, Climent V, Zorio E, Ripoll-Vera T, Salazar-Mendiguchia J, Garcia-Pinilla JM, et al. Direct oral anticoagulants in patients with hypertrophic cardiomyopathy and atrial fibrillation. *Int J Cardiol.* 2017;248:232-238.

29. Jung H, Yang PS, Jang E, Yu HT, Kim TH, Uhm JS, et al. Effectiveness and Safety of Non-Vitamin K Antagonist Oral Anticoagulants in Patients With Atrial Fibrillation With Hypertrophic Cardiomyopathy: A Nationwide Cohort Study. *Chest.* 2019;155:354-363.

30. Lee HJ, Kim HK, Jung JH, Han KD, Lee H, Park JB, et al. Novel Oral Anticoagulants for Primary Stroke Prevention in Hypertrophic Cardiomyopathy Patients With Atrial Fibrillation. *Stroke.* 2019;50:2582-2586.

31. van Diepen S, Hellkamp AS, Patel MR, Becker RC, Breithardt G, Hacke W, et al. Efficacy and safety of rivaroxaban in patients with heart failure and nonvalvular atrial fibrillation: insights from ROCKET AF. *Circ Heart Fail.* 2013;6:740-7.

32. McMurray JJ, Ezekowitz JA, Lewis BS, Gersh BJ, van Diepen S, Amerena J, et al. Left ventricular systolic dysfunction, heart failure, and the risk of stroke and systemic embolism in patients with atrial fibrillation: insights from the ARISTOTLE trial. *Circ Heart Fail.* 2013;6:451-60.

33. Magnani G, Giugliano RP, Ruff CT, Murphy SA, Nordio F, Metra M, et al. Efficacy and safety of edoxaban compared with warfarin in patients with atrial fibrillation and heart failure: insights from ENGAGE AF-TIMI 48. *Eur J Heart Fail.* 2016;18:1153-61.

34. Pengo V, Denas G, Zoppellaro G, Jose SP, Hoxha A, Ruffatti A, et al. Rivaroxaban vs warfarin in high-risk patients with antiphospholipid syndrome. *Blood.* 2018;132:1365-1371.

35. Yu HT, Yang PS, Jang E, Kim TH, Uhm JS, Kim JY, et al. Label Adherence of Direct Oral Anticoagulants Dosing and Clinical Outcomes in Patients With Atrial

Fibrillation. *J Am Heart Assoc.* 2020;9:e014177.

36. Lee SR, Lee YS, Park JS, Cha MJ, Kim TH, Park J, et al. Label Adherence for Non-Vitamin K Antagonist Oral Anticoagulants in a Prospective Cohort of Asian Patients with Atrial Fibrillation. *Yonsei Med J.* 2019;60:277-284.

37. Lee S-R, Choi E-K, Han K-D, Jung J-H, Oh S and Lip GYH. Optimal Rivaroxaban Dose in Asian Patients With Atrial Fibrillation and Normal or Mildly Impaired Renal Function. *Stroke.* 2019;50:1140-1148.

38. Cheng WH, Chao TF, Lin YJ, Chang SL, Lo LW, Hu YF, et al. Low-Dose Rivaroxaban and Risks of Adverse Events in Patients With Atrial Fibrillation. *Stroke.* 2019;50:2574-2577.

39. Lee SR, Choi EK, Park SH, Jung JH, Han KD, Oh S, et al. Off-label underdosed apixaban use in Asian patients with non-valvular atrial fibrillation. *Eur Heart J Cardiovasc Pharmacother.* 2021;7:415-423.

40. Lee KH, Park HW, Cho JG, Yoon NS, Kim SS, Kim MR, et al. Comparison of non-vitamin K antagonist oral anticoagulants and warfarin on clinical outcomes in atrial fibrillation patients with renal dysfunction. *Europace.* 2015;17 Suppl 2:ii69-75.

41. Cho MS, Yun JE, Park JJ, Kim YJ, Lee J, Kim H, et al. Pattern and Impact of Off-label Underdosing of Non-Vitamin K Antagonist Oral Anticoagulants in Patients With Atrial Fibrillation Who are Indicated for Standard Dosing. *Am J Cardiol.* 2020;125:1332-1338.

42. Lee K-N, Choi J-I, Boo KY, Kim YG, Oh S-K, Baek Y-S, et al. Effectiveness and Safety of Off-label Dosing of Non–vitamin K Antagonist Anticoagulant for Atrial Fibrillation in Asian Patients. *Scientific reports.* 2020;10:1-9.

43. Cho MS, Yun JE, Park JJ, Kim YJ, Lee J, Kim H, et al. Outcomes after use of standard-and low-dose non–vitamin K oral anticoagulants in Asian patients with atrial fibrillation. *Stroke.* 2019;50:110-118.

44. Lee KH, Park HW, Lee N, Hyun DY, Won J, Oh SS, et al. Optimal dose of dabigatran for the prevention of thromboembolism with minimal bleeding risk in Korean patients with atrial fibrillation. *Europace.* 2017;19:iv1-iv9.

45. Kim SS, Lee KH, Yoon NS, Park HW and Cho JG. What is Standard Dose of Rivaroxaban in Elderly Asian Patients with Atrial Fibrillation: 20ms versus. 15mg? *Clin Appl Thromb Hemost.* 2021;27:10760296211061148.

46. Jeong HK, Lee KH, Park HW, Yoon NS, Kim MC, Lee N, et al. Real World Comparison of Rivaroxaban and Warfarin in Korean Patients with Atrial Fibrillation: Propensity Matching Cohort Analysis. *Chonnam Med J.* 2019;

55:54-61.

47. Chan YH, Chao TF, Chen SW, Lee HF, Yeh YH, Huang YC, et al. Off-label dosing of non-vitamin K antagonist oral anticoagulants and clinical outcomes in Asian patients with atrial fibrillation. *Heart Rhythm.* 2020;17:2102-2110.
48. Kirchhof P, Haas S, Amarenco P, Hess S, Lambelet M, van Eickels M, et al. Impact of Modifiable Bleeding Risk Factors on Major Bleeding in Patients With Atrial Fibrillation Anticoagulated With Rivaroxaban. *J Am Heart Assoc.* 2020;9: e009530.
49. Guo Y, Lane DA, Chen Y, Lip GYH and m AFAIITi. Regular Bleeding Risk Assessment Associated with Reduction in Bleeding Outcomes: The mAFA-II Randomized Trial. *Am J Med.* 2020;133:1195-1202 e2.
50. Ruff CT, Giugliano RP, Braunwald E, Morrow DA, Murphy SA, Kuder JF, et al. Association between edoxaban dose, concentration, anti-Factor Xa activity, and outcomes: an analysis of data from the randomised, double-blind ENGAGE AF-TIMI 48 trial. *Lancet.* 2015;385:2288-95.
51. Lip GY, Clemens A, Noack H, Ferreira J, Connolly SJ and Yusuf S. Patient outcomes using the European label for dabigatran. A post-hoc analysis from the RE-LY database. *Thromb Haemost.* 2014;111:933-42.
52. Steffel J, Ruff CT, Yin O, Braunwald E, Park JG, Murphy SA, et al. Randomized, Double-Blind Comparison of Half-Dose Versus Full-Dose Edoxaban in 14,014 Patients With Atrial Fibrillation. *J Am Coll Cardiol.* 2021;77:1197-1207.
53. Lee HJ, Kim HK, Kim BS, Han KD, Park JB, Lee H, et al. Risk of upper gastrointestinal bleeding in patients on oral anticoagulant and proton pump inhibitor co-therapy. *PLoS One.* 2021;16:e0253310.
54. Vrijens B, De Geest S, Hughes DA, Przemyslaw K, Demonceau J, Ruppar T, et al. A new taxonomy for describing and defining adherence to medications. *Br J Clin Pharmacol.* 2012;73:691-705.
55. Mainbourg S, Cucherat M, Provencher S, Bertoletti L, Nony P, Gueyffier F, et al. Twice-or once-daily dosing of direct oral anticoagulants, a systematic review and meta-analysis. *Thrombosis Research.* 2021;197:24-32.
56. Kozieł M, Mazurek M, Teutsch C, Diener H-C, Dubner SJ, Halperin JL, et al. Persistence with Anticoagulation for Atrial Fibrillation: Report from the GLORIA-AF Phase III 1-Year Follow-up. *Journal of clinical medicine.* 2020;9:1969.
57. Kim H, Lee YS, Kim T-H, Cha M-J, Lee JM, Park J, et al. A prospective survey of the persistence of warfarin or NOAC in nonvalvular atrial fibrillation: a COmparison study of Drugs for symptom control and complication prEvention

of Atrial Fibrillation (CODE-AF). *The Korean journal of internal medicine.* 2020;35:99.

58. Sanchis-Gomar F, Perez-Quilis C and Lavie CJ. Should atrial fibrillation be considered a cardiovascular risk factor for a worse prognosis in COVID-19 patients? *Eur Heart J.* 2020;41:3092-3093.

59. Bae S, Kim SR, Kim MN, Shim WJ and Park SM. Impact of cardiovascular disease and risk factors on fatal outcomes in patients with COVID-19 according to age: a systematic review and meta-analysis. *Heart.* 2021;107:373-380.

60. Harrison SL, Fazio-Eynullayeva E, Lane DA, Underhill P and Lip GYH. Atrial fibrillation and the risk of 30-day incident thromboembolic events, and mortality in adults ≥ 50 years with COVID-19. *J Arrhythm.* 2021;37:231-237.

61. Nadkarni GN, Lala A, Bagiella E, Chang HL, Moreno PR, Pujadas E, et al. Anticoagulation, Bleeding, Mortality, and Pathology in Hospitalized Patients With COVID-19. *J Am Coll Cardiol.* 2020;76:1815-1826.

62. Gnoth MJ, Buetehorn U, Muenster U, Schwarz T and Sandmann S. In vitro and in vivo P-glycoprotein transport characteristics of rivaroxaban. *J Pharmacol Exp Ther.* 2011;338:372-80.

63. Mueck W, Kubitza D and Becka M. Co-administration of rivaroxaban with drugs that share its elimination pathways: pharmacokinetic effects in healthy subjects. *Br J Clin Pharmacol.* 2013;76:455-66.

64. Wang L, Zhang D, Raghavan N, Yao M, Ma L, Frost CE, et al. In vitro assessment of metabolic drug-drug interaction potential of apixaban through cytochrome P450 phenotyping, inhibition, and induction studies. *Drug Metab Dispos.* 2010;38:448-58.

65. LaHaye SA, Gibbens SL, Ball DG, Day AG, Olesen JB and Skanes AC. A clinical decision aid for the selection of antithrombotic therapy for the prevention of stroke due to atrial fibrillation. *Eur Heart J.* 2012;33:2163-71.

66. Reilly PA, Lehr T, Haertter S, Connolly SJ, Yusuf S, Eikelboom JW, et al. The effect of dabigatran plasma concentrations and patient characteristics on the frequency of ischemic stroke and major bleeding in atrial fibrillation patients: the RE-LY Trial (Randomized Evaluation of Long-Term Anticoagulation Therapy). *J Am Coll Cardiol.* 2014;63:321-8.

67. Mueck W, Stampfuss J, Kubitza D and Becka M. Clinical pharmacokinetic and pharmacodynamic profile of rivaroxaban. *Clinical pharmacokinetics.* 2014;53: 1-16.

68. Mendell J, Tachibana M, Shi M and Kunitada S. Effects of food on the

pharmacokinetics of edoxaban, an oral direct factor Xa inhibitor, in healthy volunteers. *The Journal of Clinical Pharmacology*. 2011;51:687-694.

69. Song Y, Chang M, Suzuki A, Frost RJ, Kelly A, LaCreta F, et al. Evaluation of Crushed Tablet for Oral Administration and the Effect of Food on Apixaban Pharmacokinetics in Healthy Adults. *Clin Ther*. 2016;38:1674-1685.e1.

70. Duchin K, Duggal A, Atiee GJ, Kidokoro M, Takatani T, Shipitofsky NL, et al. An Open-Label Crossover Study of the Pharmacokinetics of the 60-mg Edoxaban Tablet Crushed and Administered Either by a Nasogastric Tube or in Apple Puree in Healthy Adults. *Clin Pharmacokinet*. 2018;57:221-228.

71. Moore KT, Krook MA, Vaidyanathan S, Sarich TC, Damaraju CV and Fields LE. Rivaroxaban crushed tablet suspension characteristics and relative bioavailability in healthy adults when administered orally or via nasogastric tube. *Clin Pharmacol Drug Dev*. 2014;3:321-7.

72. Odell K and Costello J. Safety of Apixaban Administered via Nasogastric Tube. *Cardiology*. 2019;142:39.

73. Flaker G, Lopes RD, Hylek E, Wojdyla DM, Thomas L, Al-Khatib SM, et al. Amiodarone, anticoagulation, and clinical events in patients with atrial fibrillation: insights from the ARISTOTLE trial. *J Am Coll Cardiol*. 2014;64: 1541-50.

74. Patel MR, Mahaffey KW, Garg J, Pan G, Singer DE, Hacke W, et al. Rivaroxaban versus warfarin in nonvalvular atrial fibrillation. *N Engl J Med*. 2011;365:883-91.

75. Granger CB, Alexander JH, McMurray JJ, Lopes RD, Hylek EM, Hanna M, et al. Apixaban versus warfarin in patients with atrial fibrillation. *N Engl J Med*. 2011;365:981-92.

76. Giugliano RP, Ruff CT, Braunwald E, Murphy SA, Wiviott SD, Halperin JL, et al. Edoxaban versus warfarin in patients with atrial fibrillation. *N Engl J Med*. 2013;369:2093-104.

77. Connolly SJ, Ezekowitz MD, Yusuf S, Eikelboom J, Oldgren J, Parekh A, et al. Dabigatran versus warfarin in patients with atrial fibrillation. *N Engl J Med*. 2009;361:1139-51.

78. Douxfils J, Ageno W, Samama CM, Lessire S, Ten Cate H, Verhamme P, et al. Laboratory testing in patients treated with direct oral anticoagulants: a practical guide for clinicians. *J Thromb Haemost*. 2018;16:209-219.

79. Douxfils J, Mullier F, Robert S, Chatelain C, Chatelain B and Dogne JM. Impact of dabigatran on a large panel of routine or specific coagulation assays. Laboratory recommendations for monitoring of dabigatran etexilate. *Thromb*

Haemost. 2012;107:985-97.

80. van Ryn J, Baruch L and Clemens A. Interpretation of point-of-care INR results in patients treated with dabigatran. *Am J Med.* 2012;125:417-20.

81. Harenberg J, Schreiner R, Hetjens S and Weiss C. Detecting Anti-IIa and Anti-Xa Direct Oral Anticoagulant (DOAC) Agents in Urine using a DOAC Dipstick. *Semin Thromb Hemost.* 2019;45:275-284.

82. Salmonson T, Dogne JM, Janssen H, Garcia Burgos J and Blake P. Non-vitamin-K oral anticoagulants and laboratory testing: now and in the future: Views from a workshop at the European Medicines Agency (EMA). *Eur Heart J Cardiovasc Pharmacother.* 2017;3:42-47.

83. Altman R and Gonzalez CD. Simple and rapid assay for effect of the new oral anticoagulant (NOAC) rivaroxaban: preliminary results support further tests with all NOACs. *Thromb J.* 2014;12:7.

84. Cuker A, Siegal DM, Crowther MA and Garcia DA. Laboratory measurement of the anticoagulant activity of the non-vitamin K oral anticoagulants. *J Am Coll Cardiol.* 2014;64:1128-39.

85. Baglin T, Hillarp A, Tripodi A, Elalamy I, Buller H and Ageno W. Measuring Oral Direct Inhibitors (ODIs) of thrombin and factor Xa: A recommendation from the Subcommittee on Control of Anticoagulation of the Scientific and Standardisation Committee of the International Society on Thrombosis and Haemostasis. *J Thromb Haemost.* 2013.

86. Gosselin RC, Adcock DM, Bates SM, Douxfils J, Favaloro EJ, Gouin-Thibault I, et al. International Council for Standardization in Haematology (ICSH) Recommendations for Laboratory Measurement of Direct Oral Anticoagulants. *Thromb Haemost.* 2018;118:437-450.

87. Kubitza D, Becka M, Voith B, Zuehlsdorf M and Wensing G. Safety, pharmacodynamics, and pharmacokinetics of single doses of BAY 59-7939, an oral, direct factor Xa inhibitor. *Clin Pharmacol Ther.* 2005;78:412-21.

88. Girgis IG, Patel MR, Peters GR, Moore KT, Mahaffey KW, Nessel CC, et al. Population pharmacokinetics and pharmacodynamics of rivaroxaban in patients with non-valvular atrial fibrillation: results from ROCKET AF. *J Clin Pharmacol.* 2014;54:917-27.

89. Douxfils J, Mullier F, Loosen C, Chatelain C, Chatelain B and Dogne JM. Assessment of the impact of rivaroxaban on coagulation assays: laboratory recommendations for the monitoring of rivaroxaban and review of the literature. *Thromb Res.* 2012;130:956-66.

90. van Ryn J, Stangier J, Haertter S, Liesenfeld KH, Wienen W, Feuring M, et al. Dabigatran etexilate--a novel, reversible, oral direct thrombin inhibitor: interpretation of coagulation assays and reversal of anticoagulant activity. *Thromb Haemost.* 2010;103:1116-27.

91. Lindhoff-Last E, Samama MM, Ortel TL, Weitz JI and Spiro TE. Assays for measuring rivaroxaban: their suitability and limitations. *Ther Drug Monit.* 2010;32:673-9.

92. Mani H, Herth N, Kasper A, Wendt T, Schuettfort G, Weil Y, et al. Point-of-care coagulation testing for assessment of the pharmacodynamic anticoagulant effect of direct oral anticoagulant. *Ther Drug Monit.* 2014;36:624-31.

93. Kaess BM, Ammar S, Reents T, Dillier R, Lennerz C, Semmler V, et al. Comparison of safety of left atrial catheter ablation procedures for atrial arrhythmias under continuous anticoagulation with apixaban versus phenprocoumon. *Am J Cardiol.* 2015;115:47-51.

94. Douxfils J, Chatelain C, Chatelain B, Dogne JM and Mullier F. Impact of apixaban on routine and specific coagulation assays: a practical laboratory guide. *Thromb Haemost.* 2013;110:283-94.

95. Hylek EM, Held C, Alexander JH, Lopes RD, De Caterina R, Wojdyla DM, et al. Major bleeding in patients with atrial fibrillation receiving apixaban or warfarin: The ARISTOTLE Trial (Apixaban for Reduction in Stroke and Other Thromboembolic Events in Atrial Fibrillation): Predictors, Characteristics, and Clinical Outcomes. *J Am Coll Cardiol.* 2014;63:2141-2147.

96. Piccini JP, Garg J, Patel MR, Lokhnygina Y, Goodman SG, Becker RC, et al. Management of major bleeding events in patients treated with rivaroxaban vs. warfarin: results from the ROCKET AF trial. *Eur Heart J.* 2014;35:1873-80.

97. Giugliano RP, Ruff CT, Wiviott SD, Nordio F, Murphy SA, Kappelhof JA, et al. Mortality in Patients with Atrial Fibrillation Randomized to Edoxaban or Warfarin: Insights from the ENGAGE AF-TIMI 48 Trial. *Am J Med.* 2016; 129:850-857 e2.

98. Kawabori M, Niiya Y, Iwasaki M, Mabuchi S, Ozaki H, Matsubara K, et al. Characteristics of Symptomatic Intracerebral Hemorrhage in Patient Receiving Direct Oral Anticoagulants: Comparison with Warfarin. *J Stroke Cerebrovasc Dis.* 2018;27:1338-1342.

99. Bovill EG, Terrin ML, Stump DC, Berke AD, Frederick M, Collen D, et al. Hemorrhagic events during therapy with recombinant tissue-type plasminogen activator, heparin, and aspirin for acute myocardial infarction. Results of the

Thrombolysis in Myocardial Infarction (TIMI), Phase II Trial. *Ann Intern Med.* 1991;115:256-65.

100. Schulman S, Kearon C, Subcommittee on Control of Anticoagulation of the S, Standardization Committee of the International Society on T and Haemostasis. Definition of major bleeding in clinical investigations of antihemostatic medicinal products in non-surgical patients. *J Thromb Haemost.* 2005;3:692-4.
101. investigators G. An international randomized trial comparing four thrombolytic strategies for acute myocardial infarction. *N Engl J Med.* 1993;329:673-82.
102. Lee SB, Manno EM, Layton KF and Wijdicks EF. Progression of warfarin-associated intracerebral hemorrhage after INR normalization with FFP. *Neurology.* 2006;67:1272-4.
103. Dowlatshahi D, Butcher KS, Asdaghi N, Nahirniak S, Bernbaum ML, Giulivi A, et al. Poor prognosis in warfarin-associated intracranial hemorrhage despite anticoagulation reversal. *Stroke.* 2012;43:1812-7.
104. Cuker A and Siegal D. Monitoring and reversal of direct oral anticoagulants. *Hematology Am Soc Hematol Educ Program.* 2015;2015:117-24.
105. Tomaselli GF, Mahaffey KW, Cuker A, Dobesh PP, Doherty JU, Eikelboom JW, et al. 2020 ACC Expert Consensus Decision Pathway on Management of Bleeding in Patients on Oral Anticoagulants: A Report of the American College of Cardiology Solution Set Oversight Committee. *J Am Coll Cardiol.* 2020;76:594-622.
106. Connolly SJ, Milling TJ, Jr., Eikelboom JW, Gibson CM, Curnutte JT, Gold A, et al. Andexanet Alfa for Acute Major Bleeding Associated with Factor Xa Inhibitors. *N Engl J Med.* 2016;375:1131-41.
107. Connolly SJ, Crowther M, Eikelboom JW, Gibson CM, Curnutte JT, Lawrence JH, et al. Full Study Report of Andexanet Alfa for Bleeding Associated with Factor Xa Inhibitors. *N Engl J Med.* 2019;380:1326-1335.
108. Zhou W, Schwarting S, Illanes S, Liesz A, Middelhoff M, Zorn M, et al. Hemostatic therapy in experimental intracerebral hemorrhage associated with the direct thrombin inhibitor dabigatran. *Stroke.* 2011;42:3594-9.
109. Pragst I, Zeitler SH, Doerr B, Kaspereit FJ, Herzog E, Dickneite G, et al. Reversal of dabigatran anticoagulation by prothrombin complex concentrate (Beriplex P/N) in a rabbit model. *J Thromb Haemost.* 2012;10:1841-8.
110. Zahir H, Brown KS, Vandell AG, Desai M, Maa JF, Dishy V, et al. Edoxaban effects on bleeding following punch biopsy and reversal by a 4-factor prothrombin complex concentrate. *Circulation.* 2015;131:82-90.

111. Eerenberg ES, Kamphuisen PW, Sijpkens MK, Meijers JC, Buller HR and Levi M. Reversal of rivaroxaban and dabigatran by prothrombin complex concentrate: a randomized, placebo-controlled, crossover study in healthy subjects. *Circulation.* 2011;124:1573-9.

112. Song Y, Wang Z, Perlstein I, Wang J, LaCreta F, Frost RJA, et al. Reversal of apixaban anticoagulation by four-factor prothrombin complex concentrates in healthy subjects: a randomized three-period crossover study. *J Thromb Haemost.* 2017;15:2125-2137.

113. Majeed A, Agren A, Holmstrom M, Bruzelius M, Chaireti R, Odeberg J, et al. Management of rivaroxaban - or apixaban-associated major bleeding with prothrombin complex concentrates: a cohort study. *Blood.* 2017;130:1706-1712.

114. Schulman S, Gross PL, Ritchie B, Nahirniak S, Lin Y, Lieberman L, et al. Prothrombin Complex Concentrate for Major Bleeding on Factor Xa Inhibitors: A Prospective Cohort Study. *Thromb Haemost.* 2018;118:842-851.

115. Xu Y, Schulman S, Dowlatshahi D, Holbrook AM, Simpson CS, Shepherd LE, et al. Direct Oral Anticoagulant- or Warfarin-Related Major Bleeding: Characteristics, Reversal Strategies, and Outcomes From a Multicenter Observational Study. *Chest.* 2017;152:81-91.

116. Frontera JA, Bhatt P, Lalchan R, Yaghi S, Ahuja T, Papadopoulos J, et al. Cost comparison of andexanet versus prothrombin complex concentrates for direct factor Xa inhibitor reversal after hemorrhage. *J Thromb Thrombolysis.* 2020; 49:121-131.

117. Warkentin TE, Margetts P, Connolly SJ, Lamy A, Ricci C and Eikelboom JW. Recombinant factor VIIa (rFVIIa) and hemodialysis to manage massive dabigatran-associated postcardiac surgery bleeding. *Blood.* 2012;119:2172-4.

118. Tomaselli GF, Mahaffey KW, Cuker A, Dobesh PP, Doherty JU, Eikelboom JW, et al. 2017 ACC Expert Consensus Decision Pathway on Management of Bleeding in Patients on Oral Anticoagulants: A Report of the American College of Cardiology Task Force on Expert Consensus Decision Pathways. *J Am Coll Cardiol.* 2017;70:3042-3067.

119. Pollack CV, Jr., Reilly PA, van Ryn J, Eikelboom JW, Glund S, Bernstein RA, et al. Idarucizumab for Dabigatran Reversal - Full Cohort Analysis. *N Engl J Med.* 2017;377:431-441.

120. Levy JH, Ageno W, Chan NC, Crowther M, Verhamme P, Weitz JI, et al. When and how to use antidotes for the reversal of direct oral anticoagulants: guidance from the SSC of the ISTH. *J Thromb Haemost.* 2016;14:623-7.

121. Watson CJ, Zettervall SL, Hall MM and Ganetsky M. Difficult Intraoperative Heparinization Following Andexanet Alfa Administration. *Clin Pract Cases Emerg Med.* 2019;3:390-394.

122. Eche IM, Elsamadisi P, Wex N, Wyers MC, Brat GA, Cunningham K, et al. Intraoperative Unfractionated Heparin Unresponsiveness during Endovascular Repair of a Ruptured Abdominal Aortic Aneurysm following Administration of Andexanet Alfa for the Reversal of Rivaroxaban. *Pharmacotherapy.* 2019;39: 861-865.

123. Albaladejo P, Bonhomme F, Blais N, Collet JP, Faraoni D, Fontana P, et al. Management of direct oral anticoagulants in patients undergoing elective surgeries and invasive procedures: Updated guidelines from the French Working Group on Perioperative Hemostasis (GIHP) - September 2015. *Anaesth Crit Care Pain Med.* 2017;36:73-76.

124. Healey JS, Eikelboom J, Douketis J, Wallentin L, Oldgren J, Yang S, et al. Periprocedural bleeding and thromboembolic events with dabigatran compared with warfarin: results from the Randomized Evaluation of Long-Term Anticoagulation Therapy (RE-LY) randomized trial. *Circulation.* 2012;126:343-8.

125. Douketis JD, Spyropoulos AC, Duncan J, Carrier M, Le Gal G, Tafur AJ, et al. Perioperative Management of Patients With Atrial Fibrillation Receiving a Direct Oral Anticoagulant. *JAMA Intern Med.* 2019;179:1469-1478.

126. Colonna P, von Heymann C, Santamaria A, Saxena M, Vanassche T, Wolpert D, et al. Routine clinical practice in the periprocedural management of edoxaban therapy is associated with low risk of bleeding and thromboembolic complications: The prospective, observational, and multinational EMIT-AF/VTE study. *Clin Cardiol.* 2020;43:769-780.

127. Tripodi A. To measure or not to measure direct oral anticoagulants before surgery or invasive procedures: reply. *J Thromb Haemost.* 2016;14:2559-2561.

128. Shaw JR, Li N, Vanassche T, Coppens M, Spyropoulos AC, Syed S, et al. Predictors of preprocedural direct oral anticoagulant levels in patients having an elective surgery or procedure. *Blood Adv.* 2020;4:3520-3527.

129. Godier A, Dincq AS, Martin AC, Radu A, Leblanc I, Antona M, et al. Predictors of pre-procedural concentrations of direct oral anticoagulants: a prospective multicentre study. *Eur Heart J.* 2017;38:2431-2439.

130. Douketis JD, Spyropoulos AC, Kaatz S, Becker RC, Caprini JA, Dunn AS, et al. Perioperative Bridging Anticoagulation in Patients with Atrial Fibrillation. *N Engl J Med.* 2015;373:823-33.

131. Garcia D, Alexander JH, Wallentin L, Wojdyla DM, Thomas L, Hanna M, et al. Management and clinical outcomes in patients treated with apixaban vs warfarin undergoing procedures. *Blood.* 2014;124:3692-8.

132. Sherwood MW, Douketis JD, Patel MR, Piccini JP, Hellkamp AS, Lokhnygina Y, et al. Outcomes of temporary interruption of rivaroxaban compared with warfarin in patients with nonvalvular atrial fibrillation: results from the rivaroxaban once daily, oral, direct factor Xa inhibition compared with vitamin K antagonism for prevention of stroke and embolism trial in atrial fibrillation (ROCKET AF). *Circulation.* 2014;129:1850-9.

133. Beyer-Westendorf J, Gelbricht V, Forster K, Ebertz F, Kohler C, Werth S, et al. Peri-interventional management of novel oral anticoagulants in daily care: results from the prospective Dresden NOAC registry. *Eur Heart J.* 2014;35: 1888-96.

134. Douketis JD. Perioperative management of patients who are receiving warfarin therapy: an evidence-based and practical approach. *Blood.* 2011;117:5044-9.

135. Calkins H, Hindricks G, Cappato R, Kim YH, Saad EB, Aguinaga L, et al. 2017 HRS/EHRA/ECAS/APHRS/SOLAECE expert consensus statement on catheter and surgical ablation of atrial fibrillation. *Europace.* 2018;20:e1-e160.

136. Haeusler KG, Kirchhof P and Endres M. Left atrial catheter ablation and ischemic stroke. *Stroke.* 2012;43:265-70.

137. Di Biase L, Burkhardt JD, Santangeli P, Mohanty P, Sanchez JE, Horton R, et al. Periprocedural stroke and bleeding complications in patients undergoing catheter ablation of atrial fibrillation with different anticoagulation management: results from the Role of Coumadin in Preventing Thromboembolism in Atrial Fibrillation (AF) Patients Undergoing Catheter Ablation (COMPARE) randomized trial. *Circulation.* 2014;129:2638-44.

138. Kirchhof P, Haeusler KG, Blank B, De Bono J, Callans D, Elvan A, et al. Apixaban in patients at risk of stroke undergoing atrial fibrillation ablation. *Eur Heart J.* 2018;39:2942-2955.

139. Calkins H, Willems S, Gerstenfeld EP, Verma A, Schilling R, Hohnloser SH, et al. Uninterrupted Dabigatran versus Warfarin for Ablation in Atrial Fibrillation. *N Engl J Med.* 2017;376:1627-1636.

140. Cappato R, Marchlinski FE, Hohnloser SH, Naccarelli GV, Xiang J, Wilber DJ, et al. Uninterrupted rivaroxaban vs. uninterrupted vitamin K antagonists for catheter ablation in non-valvular atrial fibrillation. *Eur Heart J.* 2015;36: 1805-11.

141. Hohnloser SH, Camm J, Cappato R, Diener HC, Heidbuchel H, Mont L, et al. Uninterrupted edoxaban vs. vitamin K antagonists for ablation of atrial fibrillation: the ELIMINATE-AF trial. *Eur Heart J*. 2019;40:3013-3021.

142. Steffel J. Non-vitamin K antagonist oral anticoagulants therapy for atrial fibrillation patients undergoing electrophysiologic procedures. *Eur Heart J Suppl*. 2020;22:I32-I37.

143. Sticherling C, Marin F, Birnie D, Boriani G, Calkins H, Dan GA, et al. Antithrombotic management in patients undergoing electrophysiological procedures: a European Heart Rhythm Association (EHRA) position document endorsed by the ESC Working Group Thrombosis, Heart Rhythm Society (HRS), and Asia Pacific Heart Rhythm Society (APHRS). *Europace*. 2015;17:1197-214.

144. Calkins H, Hindricks G, Cappato R, Kim YH, Saad EB, Aguinaga L, et al. 2017 HRS/EHRA/ECAS/APHRS/SOLAECE expert consensus statement on catheter and surgical ablation of atrial fibrillation: Executive summary. *Europace*. 2018;20:157-208.

145. Bassiouny M, Saliba W, Rickard J, Shao M, Sey A, Diab M, et al. Use of dabigatran for periprocedural anticoagulation in patients undergoing catheter ablation for atrial fibrillation. *Circ Arrhythm Electrophysiol*. 2013;6:460-6.

146. Di Biase L, Lakkireddy D, Trivedi C, Deneke T, Martinek M, Mohanty S, et al. Feasibility and safety of uninterrupted periprocedural apixaban administration in patients undergoing radiofrequency catheter ablation for atrial fibrillation: Results from a multicenter study. *Heart Rhythm*. 2015;12:1162-8.

147. Dincq AS, Lessire S, Chatelain B, Gourdin M, Dogne JM, Mullier F, et al. Impact of the Direct Oral Anticoagulants on Activated Clotting Time. *J Cardiothorac Vasc Anesth*. 2017;31:e24-e27.

148. Sousa-Uva M, Head SJ, Milojevic M, Collet JP, Landoni G, Castella M, et al. 2017 EACTS Guidelines on perioperative medication in adult cardiac surgery. *Eur J Cardiothorac Surg*. 2018;53:5-33.

149. Levy JH, Spyropoulos AC, Samama CM and Douketis J. Direct oral anticoagulants: new drugs and new concepts. *JACC Cardiovasc Interv*. 2014;7:1333-51.

150. Verma S, Goodman SG, Mehta SR, Latter DA, Ruel M, Gupta M, et al. Should dual antiplatelet therapy be used in patients following coronary artery bypass surgery? A meta-analysis of randomized controlled trials. *BMC Surg*. 2015; 15:112.

151. Deo SV, Dunlay SM, Shah IK, Altarabsheh SE, Erwin PJ, Boilson BA, et al. Dual anti-platelet therapy after coronary artery bypass grafting: is there any benefit?

A systematic review and meta-analysis. *J Card Surg.* 2013;28:109-16.

152. Valgimigli M, Bueno H, Byrne RA, Collet JP, Costa F, Jeppsson A, et al. 2017 ESC focused update on dual antiplatelet therapy in coronary artery disease developed in collaboration with EACTS. *Eur J Cardiothorac Surg.* 2018;53:34-78.

153. Knuuti J, Wijns W, Saraste A, Capodanno D, Barbato E, Funck-Brentano C, et al. 2019 ESC Guidelines for the diagnosis and management of chronic coronary syndromes. *Eur Heart J.* 2020;41:407-477.

154. Lopes RD, Heizer G, Aronson R, Vora AN, Massaro T, Mehran R, et al. Antithrombotic Therapy after Acute Coronary Syndrome or PCI in Atrial Fibrillation. *New England Journal of Medicine.* 2019;380:1509-1524.

155. Vranckx P, Valgimigli M, Eckardt L, Tijssen J, Lewalter T, Gargiulo G, et al. Edoxaban-based versus vitamin K antagonist-based antithrombotic regimen after successful coronary stenting in patients with atrial fibrillation (ENTRUST-AF PCI): a randomised, open-label, phase 3b trial. *Lancet.* 2019;394:1335-1343.

156. Gibson CM, Mehran R, Bode C, Halperin J, Verheugt FW, Wildgoose P, et al. Prevention of Bleeding in Patients with Atrial Fibrillation Undergoing PCI. *N Engl J Med.* 2016;375:2423-2434.

157. Cannon CP, Bhatt DL, Oldgren J, Lip GYH, Ellis SG, Kimura T, et al. Dual Antithrombotic Therapy with Dabigatran after PCI in Atrial Fibrillation. *N Engl J Med.* 2017;377:1513-1524.

158. Lopes RD, Hong H, Harskamp RE, Bhatt DL, Mehran R, Cannon CP, et al. Optimal Antithrombotic Regimens for Patients With Atrial Fibrillation Undergoing Percutaneous Coronary Intervention: An Updated Network Meta-analysis. *JAMA Cardiol.* 2020;5:582-589.

159. Windecker S, Lopes RD, Massaro T, Jones-Burton C, Granger CB, Aronson R, et al. Antithrombotic Therapy in Patients With Atrial Fibrillation and Acute Coronary Syndrome Treated Medically or With Percutaneous Coronary Intervention or Undergoing Elective Percutaneous Coronary Intervention: Insights From the AUGUSTUS Trial. *Circulation.* 2019;140:1921-1932.

160. Gargiulo G, Goette A, Tijssen J, Eckardt L, Lewalter T, Vranckx P, et al. Safety and efficacy outcomes of double vs. triple antithrombotic therapy in patients with atrial fibrillation following percutaneous coronary intervention: a systematic review and meta-analysis of non-vitamin K antagonist oral anticoagulant-based randomized clinical trials. *Eur Heart J.* 2019;40:3757-3767.

161. Khan SU, Osman M, Khan MU, Khan MS, Zhao D, Mamas MA, et al. Dual Versus Triple Therapy for Atrial Fibrillation After Percutaneous Coronary Intervention:

A Systematic Review and Meta-analysis. *Ann Intern Med.* 2020;172:474-483.

162. Potpara TS, Mujovic N, Proietti M, Dagres N, Hindricks G, Collet JP, et al. Revisiting the effects of omitting aspirin in combined antithrombotic therapies for atrial fibrillation and acute coronary syndromes or percutaneous coronary interventions: meta-analysis of pooled data from the PIONEER AF-PCI, RE-DUAL PCI, and AUGUSTUS trials. *Europace.* 2020;22:33-46.
163. Gargiulo G, Cannon CP, Gibson CM, Goette A, Lopes RD, Oldgren J, et al. Safety and efficacy of double vs. triple antithrombotic therapy in patients with atrial fibrillation with or without acute coronary syndrome undergoing percutaneous coronary intervention: a collaborative meta-analysis of non-vitamin K antagonist oral anticoagulant-based randomized clinical trials. *Eur Heart J Cardiovasc Pharmacother.* 2021;7:f50-f60.
164. Collet JP, Thiele H, Barbato E, Barthelemy O, Bauersachs J, Bhatt DL, et al. 2020 ESC Guidelines for the management of acute coronary syndromes in patients presenting without persistent ST-segment elevation. *Eur Heart J.* 2021;42: 1289-1367.
165. Hindricks G, Potpara T, Dagres N, Arbelo E, Bax JJ, Blomstrom-Lundqvist C, et al. 2020 ESC Guidelines for the diagnosis and management of atrial fibrillation developed in collaboration with the European Association for Cardio-Thoracic Surgery (EACTS): The Task Force for the diagnosis and management of atrial fibrillation of the European Society of Cardiology (ESC) Developed with the special contribution of the European Heart Rhythm Association (EHRA) of the ESC. *Eur Heart J.* 2021;42:373-498.
166. Alexander JH, Wojdyla D, Vora AN, Thomas L, Granger CB, Goodman SG, et al. Risk/Benefit Tradeoff of Antithrombotic Therapy in Patients With Atrial Fibrillation Early and Late After an Acute Coronary Syndrome or Percutaneous Coronary Intervention: Insights From AUGUSTUS. *Circulation.* 2020;141: 1618-1627.
167. Valgimigli M, Bueno H, Byrne RA, Collet JP, Costa F, Jeppsson A, et al. 2017 ESC focused update on dual antiplatelet therapy in coronary artery disease developed in collaboration with EACTS: The Task Force for dual antiplatelet therapy in coronary artery disease of the European Society of Cardiology (ESC) and of the European Association for Cardio-Thoracic Surgery (EACTS). *Eur Heart J.* 2018;39:213-260.
168. Mega JL, Braunwald E, Wiviott SD, Bassand JP, Bhatt DL, Bode C, et al. Rivaroxaban in patients with a recent acute coronary syndrome. *N Engl J Med.* 2012;366:9-19.

169. Oldgren J, Steg PG, Hohnloser SH, Lip GYH, Kimura T, Nordaby M, et al. Dabigatran dual therapy with ticagrelor or clopidogrel after percutaneous coronary intervention in atrial fibrillation patients with or without acute coronary syndrome: a subgroup analysis from the RE-DUAL PCI trial. *Eur Heart J.* 2019;40:1553-1562.

170. Sibbing D, Aradi D, Jacobshagen C, Gross L, Trenk D, Geisler T, et al. Guided de-escalation of antiplatelet treatment in patients with acute coronary syndrome undergoing percutaneous coronary intervention (TROPICAL-ACS): a randomised, open-label, multicentre trial. *Lancet.* 2017;390:1747-1757.

171. Lee SR, Rhee TM, Kang DY, Choi EK, Oh S and Lip GYH. Meta-Analysis of Oral Anticoagulant Monotherapy as an Antithrombotic Strategy in Patients With Stable Coronary Artery Disease and Nonvalvular Atrial Fibrillation. *Am J Cardiol.* 2019;124:879-885.

172. Yasuda S, Kaikita K, Akao M, Ako J, Matoba T, Nakamura M, et al. Antithrombotic Therapy for Atrial Fibrillation with Stable Coronary Disease. *N Engl J Med.* 2019;381:1103-1113.

173. Robinson AA, Trankle CR, Eubanks G, Schumann C, Thompson P, Wallace RL, et al. Off-label Use of Direct Oral Anticoagulants Compared With Warfarin for Left Ventricular Thrombi. *JAMA Cardiol.* 2020;5:685-692.

174. Kajy M, Shokr M and Ramappa P. Use of Direct Oral Anticoagulants in the Treatment of Left Ventricular Thrombus: Systematic Review of Current Literature. *Am J Ther.* 2020;27:e584-e590.

175. Ali Z, Isom N, Dalia T, Sami F, Mahmood U, Shah Z, et al. Direct oral anticoagulant use in left ventricular thrombus. *Thromb J.* 2020;18:29.

176. Dalia T, Lahan S, Ranka S, Goyal A, Zoubek S, Gupta K, et al. Warfarin versus direct oral anticoagulants for treating left ventricular thrombus: a systematic review and meta-analysis. *Thromb J.* 2021;19:7.

177. Lip G, Hammerstingl C, Marin F, Cappato R, Meng I, Kirsch B, et al. X-TRA study and CLOT-AF registry investigators. Left atrial thrombus resolution in atrial fibrillation or flutter: Results of a prospective study with rivaroxaban (X-TRA) and a retrospective observational registry providing baseline data (CLOT-AF). *Am Heart J.* 2016;178:126-134.

178. Hao L, Zhong J-q, Zhang W, Rong B, Xie F, Wang J-t, et al. Uninterrupted dabigatran versus warfarin in the treatment of intracardiac thrombus in patients with non-valvular atrial fibrillation. *International journal of cardiology.* 2015;190:63-66.

179. Ezekowitz MD, Pollack Jr CV, Halperin JL, England RD, VanPelt Nguyen S, Spahr J, et al. Apixaban compared to heparin/vitamin K antagonist in patients with atrial fibrillation scheduled for cardioversion: the EMANATE trial. *European heart journal*. 2018;39:2959-2971.

180. Lee W-C, Fang C-Y, Chen Y-L, Fang H-Y, Chen H-C, Liu W-H, et al. Left atrial or left atrial appendage thrombus resolution after adjustment of oral anticoagulant treatment. *Journal of Stroke and Cerebrovascular Diseases*. 2019; 28:90-96.

181. Niku AD, Shiota T, Siegel RJ and Rader F. Prevalence and resolution of left atrial thrombus in patients with nonvalvular atrial fibrillation and flutter with oral anticoagulation. *The American journal of cardiology*. 2019;123:63-68.

182. Yang Y, Du X, Dong J and Ma C. Outcome of anticoagulation therapy of left atrial thrombus or sludge in patients with nonvalvular atrial fibrillation or flutter. *The American journal of the medical sciences*. 2019;358:273-278.

183. Lee O-H, Kim J-S, Pak H-N, Hong G-R, Shim CY, Uhm J-S, et al. Feasibility of left atrial appendage occlusion for left atrial appendage thrombus in patients with persistent atrial fibrillation. *The American journal of cardiology*. 2018; 121:1534-1539.

184. Macha K, Marsch A, Siedler G, Breuer L, Strasser EF, Engelhorn T, et al. Cerebral Ischemia in Patients on Direct Oral Anticoagulants. *Stroke*. 2019;50:873-879.

185. Hellwig S, Grittner U, Audebert H, Endres M and Haeusler KG. Non-vitamin K-dependent oral anticoagulants have a positive impact on ischaemic stroke severity in patients with atrial fibrillation. *Europace*. 2018;20:569-574.

186. Meinel TR, Frey S, Arnold M, Kendroud S, Fischer U, Kaesmacher J, et al. Clinical presentation, diagnostic findings and management of cerebral ischemic events in patients on treatment with non-vitamin K antagonist oral anticoagulants - A systematic review. *PLoS One*. 2019;14:e0213379.

187. Klijn CJ, Paciaroni M, Berge E, Korompoki E, Korv J, Lal A, et al. Antithrombotic treatment for secondary prevention of stroke and other thromboembolic events in patients with stroke or transient ischemic attack and non-valvular atrial fibrillation: A European Stroke Organisation guideline. *Eur Stroke J*. 2019; 4:198-223.

188. Nguyen NY and Frishman WH. Restarting Oral Anticoagulation in Patients With Atrial Fibrillation After an Intracranial Hemorrhage. *Cardiol Rev*. 2020;28: 190-196.

189. Eikelboom JW, Wallentin L, Connolly SJ, Ezekowitz M, Healey JS, Oldgren J, et

al. Risk of bleeding with 2 doses of dabigatran compared with warfarin in older and younger patients with atrial fibrillation: an analysis of the randomized evaluation of long-term anticoagulant therapy (RE-LY) trial. *Circulation.* 2011;123:2363-72.

190. Connolly SJ, Eikelboom J, Joyner C, Diener HC, Hart R, Golitsyn S, et al. Apixaban in patients with atrial fibrillation. *N Engl J Med.* 2011;364:806-17.

191. Giugliano RP, Ruff CT, Rost NS, Silverman S, Wiviott SD, Lowe C, et al. Cerebrovascular events in 21 105 patients with atrial fibrillation randomized to edoxaban versus warfarin: Effective Anticoagulation with Factor Xa Next Generation in Atrial Fibrillation-Thrombolysis in Myocardial Infarction 48. *Stroke.* 2014;45:2372-8.

192. Lopes RD, Guimaraes PO, Kolls BJ, Wojdyla DM, Bushnell CD, Hanna M, et al. Intracranial hemorrhage in patients with atrial fibrillation receiving anticoagulation therapy. *Blood.* 2017;129:2980-2987.

193. Inohara T, Xian Y, Liang L, Matsouaka RA, Saver JL, Smith EE, et al. Association of Intracerebral Hemorrhage Among Patients Taking Non-Vitamin K Antagonist vs Vitamin K Antagonist Oral Anticoagulants With In-Hospital Mortality. *JAMA.* 2018;319:463-473.

194. Kurogi R, Nishimura K, Nakai M, Kada A, Kamitani S, Nakagawara J, et al. Comparing intracerebral hemorrhages associated with direct oral anticoagulants or warfarin. *Neurology.* 2018;90:e1143-e1149.

195. Katsi V, Georgiopoulos G, Skafida A, Oikonomou D, Klettas D, Vemmos K, et al. Noncardioembolic Stroke in Patients with Atrial Fibrillation. *Angiology.* 2019;70:299-304.

196. Seiffge DJ, Werring DJ, Paciaroni M, Dawson J, Warach S, Milling TJ, et al. Timing of anticoagulation after recent ischaemic stroke in patients with atrial fibrillation. *Lancet Neurol.* 2019;18:117-126.

197. Heidbuchel H, Verhamme P, Alings M, Antz M, Diener HC, Hacke W, et al. Updated European Heart Rhythm Association Practical Guide on the use of non-vitamin K antagonist anticoagulants in patients with non-valvular atrial fibrillation. *Europace.* 2015;17:1467-507.

198. Kirchhof P, Benussi S, Kotecha D, Ahlsson A, Atar D, Casadei B, et al. 2016 ESC Guidelines for the management of atrial fibrillation developed in collaboration with EACTS. *Europace.* 2016;18:1609-1678.

199. Xian Y, Xu H, O'Brien EC, Shah S, Thomas L, Pencina MJ, et al. Clinical Effectiveness of Direct Oral Anticoagulants vs Warfarin in Older Patients With

Atrial Fibrillation and Ischemic Stroke: Findings From the Patient-Centered Research Into Outcomes Stroke Patients Prefer and Effectiveness Research (PROSPER) Study. *JAMA Neurol.* 2019;76:1192-1202.

200. Steinberg BA, Shrader P, Pieper K, Thomas L, Allen LA, Ansell J, et al. Frequency and Outcomes of Reduced Dose Non-Vitamin K Antagonist Anticoagulants: Results From ORBIT-AF II (The Outcomes Registry for Better Informed Treatment of Atrial Fibrillation II). *J Am Heart Assoc.* 2018;7.

201. Nielsen PB, Skjoth F, Sogaard M, Kjaeldgaard JN, Lip GYH and Larsen TB. Non-Vitamin K Antagonist Oral Anticoagulants Versus Warfarin in Atrial Fibrillation Patients With Intracerebral Hemorrhage. *Stroke.* 2019;50:939-946.

202. Tsai CT, Liao JN, Chiang CE, Lin YJ, Chang SL, Lo LW, et al. Association of Ischemic Stroke, Major Bleeding, and Other Adverse Events With Warfarin Use vs Non-vitamin K Antagonist Oral Anticoagulant Use in Patients With Atrial Fibrillation With a History of Intracranial Hemorrhage. *JAMA Netw Open.* 2020;3:e206424.

203. Biffi A, Urday S, Kubiszewski P, Gilkerson L, Sekar P, Rodriguez-Torres A, et al. Combining Imaging and Genetics to Predict Recurrence of Anticoagulation-Associated Intracerebral Hemorrhage. *Stroke.* 2020;51:2153-2160.

204. Chen YC, Chang KH and Chen CM. Genetic Polymorphisms Associated with Spontaneous Intracerebral Hemorrhage. *Int J Mol Sci.* 2018;19.

205. Falcone GJ, Kirsch E, Acosta JN, Noche RB, Leasure A, Marini S, et al. Genetically Elevated LDL Associates with Lower Risk of Intracerebral Hemorrhage. *Ann Neurol.* 2020;88:56-66.

206. Cannistraro RJ and Meschia JF. The Clinical Dilemma of Anticoagulation Use in Patients with Cerebral Amyloid Angiopathy and Atrial Fibrillation. *Curr Cardiol Rep.* 2018;20:106.

207. Hawkes MA and Rabinstein AA. Anticoagulation for atrial fibrillation after intracranial hemorrhage: A systematic review. *Neurol Clin Pract.* 2018;8:48-57.

208. Pappas MA and Burke JF. Net clinical benefit of anticoagulation for atrial fibrillation following intracerebral hemorrhage. *Vasc Med.* 2020;25:55-59.

209. Ahmed N, Audebert H, Turc G, Cordonnier C, Christensen H, Sacco S, et al. Consensus statements and recommendations from the ESO-Karolinska Stroke Update Conference, Stockholm 11-13 November 2018. *Eur Stroke J.* 2019;4: 307-317.

210. Osmancik P, Herman D, Neuzil P, Hala P, Taborsky M, Kala P, et al. Left Atrial Appendage Closure Versus Direct Oral Anticoagulants in High-Risk Patients

With Atrial Fibrillation. *J Am Coll Cardiol.* 2020;75:3122-3135.

211. Lu VM, Phan K, Rao PJ, Sharma SV and Kasper EM. Dabigatran reversal by idarucizumab in the setting of intracranial hemorrhage: A systematic review of the literature. *Clin Neurol Neurosurg.* 2019;181:76-81.

212. Murthy SB, Wu X, Diaz I, Parasram M, Parikh NS, Iadecola C, et al. Non-Traumatic Subdural Hemorrhage and Risk of Arterial Ischemic Events. *Stroke.* 2020;51: 1464-1469.

213. Bansal N, Zelnick LR, Alonso A, Benjamin EJ, de Boer IH, Deo R, et al. eGFR and Albuminuria in Relation to Risk of Incident Atrial Fibrillation: A Meta-Analysis of the Jackson Heart Study, the Multi-Ethnic Study of Atherosclerosis, and the Cardiovascular Health Study. *Clin J Am Soc Nephrol.* 2017;12:1386-1398.

214. Go AS, Fang MC, Udaltsova N, Chang Y, Pomernacki NK, Borowsky L, et al. Impact of proteinuria and glomerular filtration rate on risk of thromboembolism in atrial fibrillation: the anticoagulation and risk factors in atrial fibrillation (ATRIA) study. *Circulation.* 2009;119:1363-9.

215. Soliman EZ, Prineas RJ, Go AS, Xie D, Lash JP, Rahman M, et al. Chronic kidney disease and prevalent atrial fibrillation: the Chronic Renal Insufficiency Cohort (CRIC). *Am Heart J.* 2010;159:1102-7.

216. Watanabe H, Watanabe T, Sasaki S, Nagai K, Roden DM and Aizawa Y. Close bidirectional relationship between chronic kidney disease and atrial fibrillation: the Niigata preventive medicine study. *Am Heart J.* 2009;158:629-36.

217. Reinecke H, Brand E, Mesters R, Schabitz WR, Fisher M, Pavenstadt H, et al. Dilemmas in the management of atrial fibrillation in chronic kidney disease. *J Am Soc Nephrol.* 2009;20:705-11.

218. Steffel J and Hindricks G. Apixaban in renal insufficiency: successful navigation between the Scylla and Charybdis. *Eur Heart J.* 2012;33:2766-8.

219. Hohnloser SH, Hijazi Z, Thomas L, Alexander JH, Amerena J, Hanna M, et al. Efficacy of apixaban when compared with warfarin in relation to renal function in patients with atrial fibrillation: insights from the ARISTOTLE trial. *Eur Heart J.* 2012;33:2821-30.

220. Stanifer JW, Pokorney SD, Chertow GM, Hohnloser SH, Wojdyla DM, Garonzik S, et al. Apixaban Versus Warfarin in Patients With Atrial Fibrillation and Advanced Chronic Kidney Disease. *Circulation.* 2020;141:1384-1392.

221. Fazio G, Dentamaro I, Gambacurta R, Alcamo P and Colonna P. Safety of Edoxaban 30 mg in Elderly Patients with Severe Renal Impairment. *Clin Drug*

Investig. 2018;38:1023-1030.

222. Weir MR, Ashton V, Moore KT, Shrivastava S, Peterson ED and Ammann EM. Rivaroxaban versus warfarin in patients with nonvalvular atrial fibrillation and stage IV-V chronic kidney disease. *Am Heart J*. 2020;223:3-11.

223. Hanni C, Petrovitch E, Ali M, Gibson W, Giuliano C, Holzhausen J, et al. Outcomes associated with apixaban vs warfarin in patients with renal dysfunction. *Blood Adv*. 2020;4:2366-2371.

224. Olesen JB, Lip GY, Kamper AL, Hommel K, Kober L, Lane DA, et al. Stroke and bleeding in atrial fibrillation with chronic kidney disease. *N Engl J Med*. 2012;367:625-35.

225. Bonde AN, Lip GY, Kamper AL, Hansen PR, Lamberts M, Hommel K, et al. Net clinical benefit of antithrombotic therapy in patients with atrial fibrillation and chronic kidney disease: a nationwide observational cohort study. *J Am Coll Cardiol*. 2014;64:2471-82.

226. Shah M, Avgil Tsadok M, Jackevicius CA, Essebag V, Eisenberg MJ, Rahme E, et al. Warfarin use and the risk for stroke and bleeding in patients with atrial fibrillation undergoing dialysis. *Circulation*. 2014;129:1196-203.

227. Friberg L, Benson L and Lip GY. Balancing stroke and bleeding risks in patients with atrial fibrillation and renal failure: the Swedish Atrial Fibrillation Cohort study. *Eur Heart J*. 2015;36:297-306.

228. Pokorney SD, Black-Maier E, Hellkamp AS, Friedman DJ, Vemulapalli S, Granger CB, et al. Oral Anticoagulation and Cardiovascular Outcomes in Patients With Atrial Fibrillation and End-Stage Renal Disease. *J Am Coll Cardiol*. 2020;75: 1299-1308.

229. Kuno T, Takagi H, Ando T, Sugiyama T, Miyashita S, Valentin N, et al. Oral Anticoagulation for Patients With Atrial Fibrillation on Long-Term Hemodialysis. *J Am Coll Cardiol*. 2020;75:273-285.

230. Koretsune Y, Yamashita T, Kimura T, Fukuzawa M, Abe K and Yasaka M. Short-Term Safety and Plasma Concentrations of Edoxaban in Japanese Patients With Non-Valvular Atrial Fibrillation and Severe Renal Impairment. *Circ J*. 2015;79:1486-95.

231. De Vriese AS, Caluwe R, Bailleul E, De Bacquer D, Borrey D, Van Vlem B, et al. Dose-finding study of rivaroxaban in hemodialysis patients. *Am J Kidney Dis*. 2015;66:91-8.

232. Dias C, Moore KT, Murphy J, Ariyawansa J, Smith W, Mills RM, et al. Pharmacokinetics, Pharmacodynamics, and Safety of Single-Dose Rivaroxaban

in Chronic Hemodialysis. *Am J Nephrol.* 2016;43:229-36.

233. Schafer JH, Casey AL, Dupre KA and Staubes BA. Safety and Efficacy of Apixaban Versus Warfarin in Patients With Advanced Chronic Kidney Disease. *Ann Pharmacother.* 2018;52:1078-1084.

234. Siontis KC, Zhang X, Eckard A, Bhave N, Schaubel DE, He K, et al. Outcomes Associated With Apixaban Use in Patients With End-Stage Kidney Disease and Atrial Fibrillation in the United States. *Circulation.* 2018;138:1519-1529.

235. Miao B, Sood N, Bunz TJ and Coleman CI. Rivaroxaban versus apixaban in non-valvular atrial fibrillation patients with end-stage renal disease or receiving dialysis. *Eur J Haematol.* 2020;104:328-335.

236. Chan KE, Giugliano RP, Patel MR, Abramson S, Jardine M, Zhao S, et al. Nonvitamin K Anticoagulant Agents in Patients With Advanced Chronic Kidney Disease or on Dialysis With AF. *J Am Coll Cardiol.* 2016;67:2888-99.

237. Turakhia MP, Blankestijn PJ, Carrero JJ, Clase CM, Deo R, Herzog CA, et al. Chronic kidney disease and arrhythmias: conclusions from a Kidney Disease: Improving Global Outcomes (KDIGO) Controversies Conference. *Eur Heart J.* 2018;39:2314-2325.

238. Lee SJ, Uhm JS, Kim JY, Pak HN, Lee MH and Joung B. The safety and efficacy of vitamin K antagonist in patients with atrial fibrillation and liver cirrhosis. *Int J Cardiol.* 2015;180:185-91.

239. Lee SR, Lee HJ, Choi EK, Han KD, Jung JH, Cha MJ, et al. Direct Oral Anticoagulants in Patients With Atrial Fibrillation and Liver Disease. *J Am Coll Cardiol.* 2019;73:3295-3308.

240. Rietbrock S, Heeley E, Plumb J and van Staa T. Chronic atrial fibrillation: Incidence, prevalence, and prediction of stroke using the Congestive heart failure, Hypertension, Age >75, Diabetes mellitus, and prior Stroke or transient ischemic attack (CHADS2) risk stratification scheme. *Am Heart J.* 2008;156: 57-64.

241. Wolf PA, Abbott RD and Kannel WB. Atrial fibrillation as an independent risk factor for stroke: the Framingham Study. *Stroke.* 1991;22:983-8.

242. Fohtung RB, Novak E and Rich MW. Effect of New Oral Anticoagulants on Prescribing Practices for Atrial Fibrillation in Older Adults. *J Am Geriatr Soc.* 2017;65:2405-2412.

243. Henrard S, Vandenabeele C, Marien S, Boland B and Dalleur O. Underuse of Anticoagulation in Older Patients with Atrial Fibrillation and CHADS2 Score >/= 2: Are We Doing Better Since the Marketing of Direct Oral Anticoagulants?

Drugs Aging. 2017;34:841-850.

244. Kato ET, Giugliano RP, Ruff CT, Koretsune Y, Yamashita T, Kiss RG, et al. Efficacy and Safety of Edoxaban in Elderly Patients With Atrial Fibrillation in the ENGAGE AF-TIMI 48 Trial. *J Am Heart Assoc*. 2016;5.

245. Halperin JL, Hankey GJ, Wojdyla DM, Piccini JP, Lokhnygina Y, Patel MR, et al. Efficacy and safety of rivaroxaban compared with warfarin among elderly patients with nonvalvular atrial fibrillation in the Rivaroxaban Once Daily, Oral, Direct Factor Xa Inhibition Compared With Vitamin K Antagonism for Prevention of Stroke and Embolism Trial in Atrial Fibrillation (ROCKET AF). *Circulation*. 2014;130:138-46.

246. Halvorsen S, Atar D, Yang H, De Caterina R, Erol C, Garcia D, et al. Efficacy and safety of apixaban compared with warfarin according to age for stroke prevention in atrial fibrillation: observations from the ARISTOTLE trial. *Eur Heart J*. 2014;35:1864-72.

247. Lauw MN, Eikelboom JW, Coppens M, Wallentin L, Yusuf S, Ezekowitz M, et al. Effects of dabigatran according to age in atrial fibrillation. *Heart*. 2017;103: 1015-1023.

248. Graham DJ, Reichman ME, Wernecke M, Zhang R, Southworth MR, Levenson M, et al. Cardiovascular, bleeding, and mortality risks in elderly Medicare patients treated with dabigatran or warfarin for nonvalvular atrial fibrillation. *Circulation*. 2015;131:157-64.

249. Deitelzweig S, Keshishian A, Li X, Kang A, Dhamane AD, Luo X, et al. Comparisons between Oral Anticoagulants among Older Nonvalvular Atrial Fibrillation Patients. *J Am Geriatr Soc*. 2019;67:1662-1671.

250. Lip GY, Keshishian A, Li X, Hamilton M, Masseria C, Gupta K, et al. Effectiveness and safety of oral anticoagulants among nonvalvular atrial fibrillation patients: the ARISTOPHANES study. *Stroke*. 2018;49:2933-2944.

251. Kwon S, Lee SR, Choi EK, Choe WS, Lee E, Jung JH, et al. Non-vitamin K antagonist oral anticoagulants in very elderly east Asians with atrial fibrillation: A nationwide population-based study. *Am Heart J*. 2020;229:81-91.

252. Hanon O, Vidal J, Chaussade E, David J, Boulloche N, Vinsonneau U, et al. Direct oral anticoagulant rivaroxaban in very old and frail patients: A one-year prospective follow-up of a large-scale cohort (SAFIR-AC). *EUROPEAN HEART JOURNAL*. 2019;40:180-180.

253. Hanon O, Vidal J-S, Pisica-Donose G, Orvoën G, David J-P, Chaussade E, et al. Bleeding risk with rivaroxaban compared with vitamin K antagonists in patients

aged 80 years or older with atrial fibrillation. *Heart.* 2021;107:1376-1382.

254. Okumura K, Akao M, Yoshida T, Kawata M, Okazaki O, Akashi S, et al. Low-Dose Edoxaban in Very Elderly Patients with Atrial Fibrillation. *N Engl J Med.* 2020;383:1735-1745.

255. Okumura K, Lip GYH, Akao M, Tanizawa K, Fukuzawa M, Abe K, et al. Edoxaban for the management of elderly Japanese patients with atrial fibrillation ineligible for standard oral anticoagulant therapies: Rationale and design of the ELDERCARE-AF study. *Am Heart J.* 2017;194:99-106.

256. Fried LP, Tangen CM, Walston J, Newman AB, Hirsch C, Gottdiener J, et al. Frailty in older adults: evidence for a phenotype. *J Gerontol A Biol Sci Med Sci.* 2001;56:M146-56.

257. Rockwood K, Stadnyk K, MacKnight C, McDowell I, Hebert R and Hogan DB. A brief clinical instrument to classify frailty in elderly people. *Lancet.* 1999;353:205-6.

258. Rockwood K, Song X, MacKnight C, Bergman H, Hogan DB, McDowell I, et al. A global clinical measure of fitness and frailty in elderly people. *CMAJ.* 2005;173:489-95.

259. Hanon O, Assayag P, Belmin J, Collet JP, Emeriau JP, Fauchier L, et al. Expert consensus of the French Society of Geriatrics and Gerontology and the French Society of Cardiology on the management of atrial fibrillation in elderly people. *Arch Cardiovasc Dis.* 2013;106:303-23.

260. Wilkinson C, Wu J, Searle SD, Todd O, Hall M, Kunadian V, et al. Clinical outcomes in patients with atrial fibrillation and frailty: insights from the ENGAGE AF-TIMI 48 trial. *BMC Med.* 2020;18:401.

261. Lip GYH, Keshishian AV, Kang AL, Dhamane AD, Luo X, Li X, et al. Oral anticoagulants for nonvalvular atrial fibrillation in frail elderly patients: insights from the ARISTOPHANES study. *J Intern Med.* 2021;289:42-52.

262. Martinez BK, Sood NA, Bunz TJ and Coleman CI. Effectiveness and Safety of Apixaban, Dabigatran, and Rivaroxaban Versus Warfarin in Frail Patients With Nonvalvular Atrial Fibrillation. *J Am Heart Assoc.* 2018;7.

263. Bhangu J, King-Kallimanis BL, Donoghue OA, Carroll L and Kenny RA. Falls, non-accidental falls and syncope in community-dwelling adults aged 50 years and older: Implications for cardiovascular assessment. *PLoS One.* 2017;12: e0180997.

264. Rubenstein LZ. Falls in older people: epidemiology, risk factors and strategies for prevention. *Age Ageing.* 2006;35 Suppl 2:ii37-ii41.

265. Hylek EM, D'Antonio J, Evans-Molina C, Shea C, Henault LE and Regan S. Translating the results of randomized trials into clinical practice: the challenge of warfarin candidacy among hospitalized elderly patients with atrial fibrillation. *Stroke.* 2006;37:1075-80.

266. Man-Son-Hing M, Nichol G, Lau A and Laupacis A. Choosing antithrombotic therapy for elderly patients with atrial fibrillation who are at risk for falls. *Arch Intern Med.* 1999;159:677-85.

267. Steffel J, Giugliano RP, Braunwald E, Murphy SA, Mercuri M, Choi Y, et al. Edoxaban Versus Warfarin in Atrial Fibrillation Patients at Risk of Falling: ENGAGE AF-TIMI 48 Analysis. *J Am Coll Cardiol.* 2016;68:1169-1178.

268. Rao MP, Vinereanu D, Wojdyla DM, Alexander JH, Atar D, Hylek EM, et al. Clinical Outcomes and History of Fall in Patients with Atrial Fibrillation Treated with Oral Anticoagulation: Insights From the ARISTOTLE Trial. *Am J Med.* 2018;131: 269-275 e2.

269. Hugo J and Ganguli M. Dementia and cognitive impairment: epidemiology, diagnosis, and treatment. *Clin Geriatr Med.* 2014;30:421-42.

270. Dagres N, Chao TF, Fenelon G, Aguinaga L, Benhayon D, Benjamin EJ, et al. European Heart Rhythm Association (EHRA)/Heart Rhythm Society (HRS)/Asia Pacific Heart Rhythm Society (APHRS)/Latin American Heart Rhythm Society (LAHRS) expert consensus on arrhythmias and cognitive function: what is the best practice? *Europace.* 2018;20:1399-1421.

271. Friberg L, Andersson T and Rosenqvist M. Less dementia and stroke in low-risk patients with atrial fibrillation taking oral anticoagulation. *Eur Heart J.* 2019;40:2327-2335.

272. Singh-Manoux A, Fayosse A, Sabia S, Canonico M, Bobak M, Elbaz A, et al. Atrial fibrillation as a risk factor for cognitive decline and dementia. *Eur Heart J.* 2017;38:2612-2618.

273. Kim D, Yang PS, Yu HT, Kim TH, Jang E, Sung JH, et al. Risk of dementia in stroke-free patients diagnosed with atrial fibrillation: data from a population-based cohort. *Eur Heart J.* 2019;40:2313-2323.

274. Kim D, Yang PS, Jang E, Yu HT, Kim TH, Uhm JS, et al. Association of anticoagulant therapy with risk of dementia among patients with atrial fibrillation. *Europace.* 2021;23:184-195.

275. Sogaard M, Skjoth F, Jensen M, Kjaeldgaard JN, Lip GYH, Larsen TB, et al. Nonvitamin K Antagonist Oral Anticoagulants Versus Warfarin in Atrial Fibrillation Patients and Risk of Dementia: A Nationwide Propensity-Weighted

Cohort Study. *J Am Heart Assoc.* 2019;8:e011358.

276. Lee SR, Choi EK, Park SH, Jung JH, Han KD, Oh S, et al. Comparing Warfarin and 4 Direct Oral Anticoagulants for the Risk of Dementia in Patients With Atrial Fibrillation. *Stroke.* 2021;52:3459-3468.

277. Lee SR, Choi EK, Park CS, Han KD, Jung JH, Oh S, et al. Direct Oral Anticoagulants in Patients With Nonvalvular Atrial Fibrillation and Low Body Weight. *J Am Coll Cardiol.* 2019;73:919-931.

278. Boriani G, Ruff CT, Kuder JF, Shi M, Lanz HJ, Antman EM, et al. Edoxaban versus Warfarin in Patients with Atrial Fibrillation at the Extremes of Body Weight: An Analysis from the ENGAGE AF-TIMI 48 Trial. *Thromb Haemost.* 2021;121: 140-149.

279. Boriani G, Ruff CT, Kuder JF, Shi M, Lanz HJ, Rutman H, et al. Relationship between body mass index and outcomes in patients with atrial fibrillation treated with edoxaban or warfarin in the ENGAGE AF-TIMI 48 trial. *Eur Heart J.* 2019;40:1541-1550.

280. Hohnloser SH, Fudim M, Alexander JH, Wojdyla DM, Ezekowitz JA, Hanna M, et al. Efficacy and Safety of Apixaban Versus Warfarin in Patients With Atrial Fibrillation and Extremes in Body Weight. *Circulation.* 2019;139:2292-2300.

281. Steffel J, Collins R, Antz M, Cornu P, Desteghe L, Haeusler KG, et al. 2021 European Heart Rhythm Association Practical Guide on the Use of Non-Vitamin K Antagonist Oral Anticoagulants in Patients with Atrial Fibrillation. *Europace.* 2021;23:1612-1676.

282. Park CS, Choi EK, Kim HM, Lee SR, Cha MJ and Oh S. Increased risk of major bleeding in underweight patients with atrial fibrillation who were prescribed non-vitamin K antagonist oral anticoagulants. *Heart Rhythm.* 2017;14:501-507.

283. Deitelzweig S, Keshishian A, Kang A, Dhamane AD, Luo X, Li X, et al. Effectiveness and Safety of Oral Anticoagulants among NVAF Patients with Obesity: Insights from the ARISTOPHANES Study. *J Clin Med.* 2020;9.

284. Lip GYH, Keshishian A, Li X, Hamilton M, Masseria C, Gupta K, et al. Effectiveness and Safety of Oral Anticoagulants Among Nonvalvular Atrial Fibrillation Patients. *Stroke.* 2018;49:2933-2944.

285. Hu YF, Liu CJ, Chang PM, Tsao HM, Lin YJ, Chang SL, et al. Incident thromboembolism and heart failure associated with new-onset atrial fibrillation in cancer patients. *Int J Cardiol.* 2013;165:355-7.

286. Yun JP, Choi EK, Han KD, Park SH, Jung JH, Park SH, et al. Risk of Atrial Fibrillation According to Cancer Type: A Nationwide Population-Based Study.

JACC CardioOncol. 2021;3:221-232.

287. Raskob GE, van Es N, Verhamme P, Carrier M, Di Nisio M, Garcia D, et al. Edoxaban for the Treatment of Cancer-Associated Venous Thromboembolism. *N Engl J Med.* 2018;378:615-624.

288. Young AM, Marshall A, Thirlwall J, Chapman O, Lokare A, Hill C, et al. Comparison of an Oral Factor Xa Inhibitor With Low Molecular Weight Heparin in Patients With Cancer With Venous Thromboembolism: Results of a Randomized Trial (SELECT-D). *J Clin Oncol.* 2018;36:2017-2023.

289. Agnelli G, Becattini C, Bauersachs R, Brenner B, Campanini M, Cohen A, et al. Apixaban versus Dalteparin for the Treatment of Acute Venous Thromboembolism in Patients with Cancer: The Caravaggio Study. *Thromb Haemost.* 2018;118: 1668-1678.

290. Deng Y, Tong Y, Deng Y, Zou L, Li S and Chen H. Non-Vitamin K Antagonist Oral Anticoagulants Versus Warfarin in Patients With Cancer and Atrial Fibrillation: A Systematic Review and Meta-Analysis. *J Am Heart Assoc.* 2019; 8:e012540.

291. Ording AG, Horvath-Puho E, Adelborg K, Pedersen L, Prandoni P and Sorensen HT. Thromboembolic and bleeding complications during oral anticoagulation therapy in cancer patients with atrial fibrillation: a Danish nationwide population-based cohort study. *Cancer Med.* 2017;6:1165-1172.

292. Deitelzweig S, Keshishian AV, Zhang Y, Kang A, Dhamane AD, Luo X, et al. Effectiveness and Safety of Oral Anticoagulants Among Nonvalvular Atrial Fibrillation Patients With Active Cancer. *JACC CardioOncol.* 2021;3:411-424.

293. Kim K, Lee YJ, Kim TH, Uhm JS, Pak HN, Lee MH, et al. Effect of Non-vitamin K Antagonist Oral Anticoagulants in Atrial Fibrillation Patients with Newly Diagnosed Cancer. *Korean Circ J.* 2018;48:406-417.

294. Short NJ and Connors JM. New oral anticoagulants and the cancer patient. *Oncologist.* 2014;19:82-93.

295. Zamorano JL, Lancellotti P, Rodriguez Munoz D, Aboyans V, Asteggiano R, Galderisi M, et al. 2016 ESC Position Paper on cancer treatments and cardiovascular toxicity developed under the auspices of the ESC Committee for Practice Guidelines: The Task Force for cancer treatments and cardiovascular toxicity of the European Society of Cardiology (ESC). *Eur Heart J.* 2016;37: 2768-2801.

296. Piccini JP, Hernandez AF, Zhao X, Patel MR, Lewis WR, Peterson ED, et al. Quality of care for atrial fibrillation among patients hospitalized for heart failure. *J*

Am Coll Cardiol. 2009;54:1280-9.

297. Thomas KL, Piccini JP, Liang L, Fonarow GC, Yancy CW, Peterson ED, et al. Racial differences in the prevalence and outcomes of atrial fibrillation among patients hospitalized with heart failure. *J Am Heart Assoc.* 2013;2:e000200.

298. Shen AY, Yao JF, Brar SS, Jorgensen MB, Wang X and Chen W. Racial/Ethnic differences in ischemic stroke rates and the efficacy of warfarin among patients with atrial fibrillation. *Stroke.* 2008;39:2736-43.

299. Patel MR, Mahaffey KW, Garg J, Pan G, Singer DE, Hacke W, et al. Rivaroxaban versus Warfarin in Nonvalvular Atrial Fibrillation. *New England Journal of Medicine.* 2011;365:883-891.

300. Kim T-H, Yang P-S, Yu HT, Jang E, Uhm J-S, Kim J-Y, et al. Age Threshold for Ischemic Stroke Risk in Atrial Fibrillation. *Stroke.* 2018;49:1872-1879.

301. Chao TF, Wang KL, Liu CJ, Lin YJ, Chang SL, Lo LW, et al. Age Threshold for Increased Stroke Risk Among Patients With Atrial Fibrillation: A Nationwide Cohort Study From Taiwan. *J Am Coll Cardiol.* 2015;66:1339-47.

302. Steffel J and Eikelboom JW. Stroke prevention in AF: Of Asians and non-Asians. *European Heart Journal.* 2018;40:1528-1530.

303. Chao T-F, Chen S-A, Ruff CT, Hamershock RA, Mercuri MF, Antman EM, et al. Clinical outcomes, edoxaban concentration, and anti-factor Xa activity of Asian patients with atrial fibrillation compared with non-Asians in the ENGAGE AF-TIMI 48 trial. *European heart journal.* 2019;40:1518-1527.

304. Byon W, Sweeney K, Frost C and Boyd RA. Population Pharmacokinetics, Pharmacodynamics, and Exploratory Exposure-Response Analyses of Apixaban in Subjects Treated for Venous Thromboembolism. *CPT Pharmacometrics Syst Pharmacol.* 2017;6:340-349.

305. Goto S, Zhu J, Liu L, Oh B-H, Wojdyla DM, Aylward P, et al. Efficacy and Safety of Apixaban Compared with Warfarin for Stroke Prevention in Patients with Atrial Fibrillation from East Asia: A Subanalysis of the Apixaban for Reduction in Stroke and Other Thromboembolic Events in Atrial Fibrillation (ARISTOTLE) Trial. *American Heart Journal.* 2014;168:303-309.

306. Wong KS, Hu DY, Oomman A, Tan RS, Patel MR, Singer DE, et al. Rivaroxaban for stroke prevention in East Asian patients from the ROCKET AF trial. *Stroke.* 2014;45:1739-47.

307. Hori M, Connolly SJ, Zhu J, Liu LS, Lau CP, Pais P, et al. Dabigatran versus warfarin: effects on ischemic and hemorrhagic strokes and bleeding in Asians and non-Asians with atrial fibrillation. *Stroke.* 2013;44:1891-6.

308. Lee S-R, Choi E-K, Kwon S, Han K-D, Jung J-H, Cha M-J, et al. Effectiveness and safety of contemporary oral anticoagulants among Asians with nonvalvular atrial fibrillation. *Stroke.* 2019;50:2245-2249.

309. Cha MJ, Choi EK, Han KD, Lee SR, Lim WH, Oh S, et al. Effectiveness and Safety of Non-Vitamin K Antagonist Oral Anticoagulants in Asian Patients With Atrial Fibrillation. *Stroke.* 2017;48:3040-3048.

310. Raskob GE, van Es N, Verhamme P, Carrier M, Di Nisio M, Garcia D, et al. Edoxaban for the Treatment of Cancer-Associated Venous Thromboembolism. *N Engl J Med.* 2018;378:615-624.

311. Agnelli G, Becattini C, Meyer G, Muñoz A, Huisman MV, Connors JM, et al. Apixaban for the treatment of venous thromboembolism associated with cancer. *New England Journal of Medicine.* 2020;382:1599-1607.

312. Wang CL, Wu VC, Lee CH, Kuo CF, Chen YL, Chu PH, et al. Effectiveness and safety of non-vitamin-K antagonist oral anticoagulants versus warfarin in atrial fibrillation patients with thrombocytopenia. *J Thromb Thrombolysis.* 2019;47: 512-519.

313. Janion-Sadowska A, Papuga-Szela E, Łukaszuk R, Chrapek M and Undas A. Non-Vitamin K Antagonist Oral Anticoagulants in Patients With Atrial Fibrillation and Thrombocytopenia. *J Cardiovasc Pharmacol.* 2018;72:153-160.

314. Kang HG, Lee SJ, Chung JY and Cheong JS. Thrombocytopenia induced by dabigatran: two case reports. *BMC Neurol.* 2017;17:124.

315. Mima Y, Sangatsuda Y, Yasaka M, Wakugawa Y, Nagata S and Okada Y. Acute thrombocytopenia after initiating anticoagulation with rivaroxaban. *Intern Med.* 2014;53:2523-7.

316. Pop MK, Farokhi F and Iduna L. Drug-induced thrombocytopenia after anticoagulation with rivaroxaban. *Am J Emerg Med.* 2018;36:531.e1-531.e2.

317. Snellgrove O. Case report: apixaban-induced thrombocytopenia. *Clin Case Rep.* 2017;5:268-269.

318. Krauel K, Hackbarth C, Fürll B and Greinacher A. Heparin-induced thrombocytopenia: in vitro studies on the interaction of dabigatran, rivaroxaban, and low-sulfated heparin, with platelet factor 4 and anti-PF4/heparin antibodies. *Blood.* 2012;119:1248-55.

319. Walenga JM, Prechel M, Hoppensteadt D, Escalante V, Chaudhry T, Jeske WP, et al. Apixaban as an alternate oral anticoagulant for the management of patients with heparin-induced thrombocytopenia. *Clin Appl Thromb Hemost.* 2013;19:482-7.

320. Walenga JM, Prechel M, Jeske WP, Hoppensteadt D, Maddineni J, Iqbal O, et al. Rivaroxaban--an oral, direct Factor Xa inhibitor--has potential for the management of patients with heparin-induced thrombocytopenia. *Br J Haematol.* 2008;143:92-9.

321. Warkentin TE, Pai M and Linkins L-A. Direct oral anticoagulants for treatment of HIT: update of Hamilton experience and literature review. *Blood.* 2017;130:1104-1113.

322. Parasrampuria DA, Kanamaru T, Connor A, Wilding I, Ogata K, Shimoto Y, et al. Evaluation of regional gastrointestinal absorption of edoxaban using the enterion capsule. *J Clin Pharmacol.* 2015;55:1286-92.

323. Song Y, Wang X, Perlstein I, Wang J, Badawy S, Frost C, et al. Relative Bioavailability of Apixaban Solution or Crushed Tablet Formulations Administered by Mouth or Nasogastric Tube in Healthy Subjects. *Clin Ther.* 2015;37:1703-12.

324. Byon W, Nepal S, Schuster AE, Shenker A and Frost CE. Regional Gastrointestinal Absorption of Apixaban in Healthy Subjects. *J Clin Pharmacol.* 2018;58:965-971.

325. Kim SA, Yhim HY and Bang SM. Current Management of Cancer-associated Venous Thromboembolism: Focus on Direct Oral Anticoagulants. *J Korean Med Sci.* 2019;34:e52.

326. Rottenstreich A, Barkai A, Arad A, Raccah BH and Kalish Y. The effect of bariatric surgery on direct-acting oral anticoagulant drug levels. *Thromb Res.* 2018;163:190-195.

327. Martin KA, Lee CR, Farrell TM and Moll S. Oral Anticoagulant Use After Bariatric Surgery: A Literature Review and Clinical Guidance. *Am J Med.* 2017;130: 517-524.

328. Kröll D, Nett PC, Borbély YM, Schädelin S, Bertaggia Calderara D, Alberio L, et al. The effect of bariatric surgery on the direct oral anticoagulant rivaroxaban: the extension study. *Surg Obes Relat Dis.* 2018;14:1890-1896.

329. Myint PK, Staufenberg EF and Sabanathan K. Post-stroke seizure and post-stroke epilepsy. *Postgrad Med J.* 2006;82:568-72.

330. Wang JZ, Vyas MV, Saposnik G and Burneo JG. Incidence and management of seizures after ischemic stroke: Systematic review and meta-analysis. *Neurology.* 2017;89:1220-1228.

331. Stefanidou M, Das RR, Beiser AS, Sundar B, Kelly-Hayes M, Kase CS, et al. Incidence of seizures following initial ischemic stroke in a community-based cohort: The Framingham Heart Study. *Seizure.* 2017;47:105-110.

332. Holtkamp M, Beghi E, Benninger F, Kalviainen R, Rocamora R, Christensen H, et al. European Stroke Organisation guidelines for the management of post-stroke seizures and epilepsy. *Eur Stroke J.* 2017;2:103-115.

333. Galovic M, Dohler N, Erdelyi-Canavese B, Felbecker A, Siebel P, Conrad J, et al. Prediction of late seizures after ischaemic stroke with a novel prognostic model (the SeLECT score): a multivariable prediction model development and validation study. *Lancet Neurol.* 2018;17:143-152.

334. Acton EK, Willis AW, Gelfand MA and Kasner SE. Poor concordance among drug compendia for proposed interactions between enzyme-inducing antiepileptic drugs and direct oral anticoagulants. *Pharmacoepidemiol Drug Saf.* 2019;28: 1534-1538.

335. Steffel J and Potpara TS. Challenges in clinical decision-making on concomitant drug therapies in patients with atrial fibrillation taking oral anticoagulants. *European Heart Journal.* 2018;40:1569-1570.

336. Potpara T and Steffel J. Strategies in patients with atrial fibrillation taking non-vitamin K antagonist oral anticoagulants (NOACs) and co-medications with possible drug-drug interaction. *Eur Heart J.* 2019;40:3802.

337. Mathy F-X, Dohin E, Bonfitto F and Pelgrims B. Drug–drug interaction between levetiracetam and non-vitamin K antagonist anticoagulants. *European Heart Journal.* 2018;40:1571-1571.

338. von Oertzen TJ, Trinka E and Bornstein NM. Levetiracetam and non-vitamin K antagonist oral anticoagulants in patients with atrial fibrillation and epilepsy: a reasonable combination. *European Heart Journal.* 2019;40:3800-3801.

339. Kearney PM, Whelton M, Reynolds K, Muntner P, Whelton PK and He J. Global burden of hypertension: analysis of worldwide data. *Lancet.* 2005;365:217-23.

340. Risk factors for stroke and efficacy of antithrombotic therapy in atrial fibrillation. Analysis of pooled data from five randomized controlled trials. *Arch Intern Med.* 1994;154:1449-57.

341. Independent predictors of stroke in patients with atrial fibrillation: a systematic review. *Neurology.* 2007;69:546-54.

342. Whelton PK, Carey RM, Aronow WS, Casey DE, Jr., Collins KJ, Dennison Himmelfarb C, et al. 2017 ACC/AHA/AAPA/ABC/ACPM/AGS/APhA/ASH/ASPC/NMA/PCNA Guideline for the Prevention, Detection, Evaluation, and Management of High Blood Pressure in Adults: A Report of the American College of Cardiology/American Heart Association Task Force on Clinical Practice Guidelines. *J Am Coll Cardiol.* 2018;71:e127-e248.

343. Kim D, Yang PS, Kim TH, Jang E, Shin H, Kim HY, et al. Ideal Blood Pressure in Patients With Atrial Fibrillation. *J Am Coll Cardiol.* 2018;72:1233-1245.

344. Coleman CI, Costa OS, Brescia CW, Vardar B, Abdelgawwad K and Sood N. Thromboembolism, bleeding and vascular death in nonvalvular atrial fibrillation patients with type 2 diabetes receiving rivaroxaban or warfarin. *Cardiovascular Diabetology.* 2021;20:1-13.

345. Wang TJ, Larson MG, Levy D, Vasan RS, Leip EP, Wolf PA, et al. Temporal relations of atrial fibrillation and congestive heart failure and their joint influence on mortality: the Framingham Heart Study. *Circulation.* 2003;107: 2920-5.

346. Ahmed MI, White M, Ekundayo OJ, Love TE, Aban I, Liu B, et al. A history of atrial fibrillation and outcomes in chronic advanced systolic heart failure: a propensity-matched study. *Eur Heart J.* 2009;30:2029-37.

347. Mountantonakis SE, Grau-Sepulveda MV, Bhatt DL, Hernandez AF, Peterson ED and Fonarow GC. Presence of atrial fibrillation is independently associated with adverse outcomes in patients hospitalized with heart failure: an analysis of get with the guidelines-heart failure. *Circ Heart Fail.* 2012;5:191-201.

348. Saksena S, Slee A, Waldo AL, Freemantle N, Reynolds M, Rosenberg Y, et al. Cardiovascular outcomes in the AFFIRM Trial (Atrial Fibrillation Follow-Up Investigation of Rhythm Management). An assessment of individual antiarrhythmic drug therapies compared with rate control with propensity score-matched analyses. *J Am Coll Cardiol.* 2011;58:1975-85.

349. Ruff CT, Giugliano RP, Braunwald E, Hoffman EB, Deenadayalu N, Ezekowitz MD, et al. Comparison of the efficacy and safety of new oral anticoagulants with warfarin in patients with atrial fibrillation: a meta-analysis of randomised trials. *Lancet.* 2014;383:955-62.

350. Van Spall HG, Wallentin L, Yusuf S, Eikelboom JW, Nieuwlaat R, Yang S, et al. Variation in warfarin dose adjustment practice is responsible for differences in the quality of anticoagulation control between centers and countries: an analysis of patients receiving warfarin in the randomized evaluation of long-term anticoagulation therapy (RE-LY) trial. *Circulation.* 2012;126:2309-16.

351. Lee KH, Cho JG, Lee N, Cho KH, Jeong HK, Park H, et al. Impact of Anticoagulation Intensity in Korean Patients with Atrial Fibrillation: Is It Different from Western Population? *Korean Circ J.* 2020;50:163-175.

352. Jung H, Sung J-H, Yang P-S, Jang E, Yu HT, Kim T-H, Pak H-N, Lee M-H, Joung B and Lip GY. Stroke Risk Stratification for Atrial Fibrillation Patients With

Hypertrophic Cardiomyopathy. *Journal of the American College of Cardiology.* 2018;72:2409.

353. Jung H, Yang PS, Jang E, Yu HT, Kim TH, Uhm JS, Kim JY, Pak HN, Lee MH, Joung B and Lip GYH. Effectiveness and Safety of Non-Vitamin K Antagonist Oral Anticoagulants in Patients With Atrial Fibrillation With Hypertrophic Cardiomyopathy: A Nationwide Cohort Study. *Chest.* 2019;155:354-363.

354. Jung H, Yang PS, Sung JH, Jang E, Yu HT, Kim TH, Uhm JS, Kim JY, Pak HN, Lee MH, Joung B and Lip G. Hypertrophic Cardiomyopathy in patients with Atrial Fibrillation: Prevalence and stroke risks in a nationwide cohort study. *J Thromb Haemost.* 2018.

355. Kim D, Yang PS, Kim TH, Jang E, Shin H, Kim HY, Yu HT, Uhm JS, Kim JY, Pak HN, Lee MH, Joung B and Lip GYH. Ideal Blood Pressure in Patients With Atrial Fibrillation. *J Am Coll Cardiol.* 2018;72:1233-1245.

356. Kim TH, Yang PS, Yu HT, Jang E, Shin H, Kim HY, Uhm JS, Kim JY, Sung JH, Pak HN, Lee MH, Joung B and Lip GYH. Effect of hypertension duration and blood pressure level on ischaemic stroke risk in atrial fibrillation: nationwide data covering the entire Korean population. *Eur Heart J.* 2019;40:809-819.

357. Kim TH, Yang PS, Yu HT, Jang E, Uhm JS, Kim JY, Pak HN, Lee MH, Joung B and Lip GYH. Age Threshold for Ischemic Stroke Risk in Atrial Fibrillation. *Stroke.* 2018;49:1872-1879.

358. Kim H, Lee YS, Kim TH, Cha MJ, Lee JM, Park J, Park JK, Kang KW, Shim J, Uhm JS, Park HW, Choi EK, Kim JB, Kim C, Kim J and Joung B. A prospective survey of the persistence of warfarin or NOAC in nonvalvular atrial fibrillation: a COmparison study of Drugs for symptom control and complication prEvention of Atrial Fibrillation (CODE-AF). Korean J Intern Med. 2020;35:99-108.

359. Kim D, Yang PS, Jang E, Yu HT, Kim TH, Uhm JS, Kim JY, Sung JH, Pak HN, Lee MH, Lip GYH and Joung B. The optimal drug adherence to maximize the efficacy and safety of non-vitamin K antagonist oral anticoagulant in real-world atrial fibrillation patients. Europace : European pacing, arrhythmias, and cardiac electrophysiology : journal of the working groups on cardiac pacing, arrhythmias, and cardiac cellular electrophysiology of the European Society of Cardiology. 2020;22:547-557.

360. Kim D, Yang PS, Sung JH, Jang E, Yu HT, Kim TH, Uhm JS, Kim JY, Pak HN, Lee MH, Lip GYH and Joung B. Effectiveness and Safety of Anticoagulation Therapy in Frail Patients With Atrial Fibrillation. Stroke. 2022: STROKEAHA121036757.

별첨 1. 자렐토나 릭시아나를 복용하는 환자 관리 카드

응급시 연락 정보

이 환자에게 응급 상황이 발생했을 때에는,
아래의 연락처로 연락 부탁드립니다.

이름:
전화번호:

이름:
전화번호:

진료 병원 및 담당 의사 정보

병원명:

의사명:

주소:

전화번호:

환자께서는 이 카드를 항시 휴대하시기 바랍니다. 그리고, 진료 시에는 의사나 치과의사 및 약사, 간호사 등의 의료진에게 보여주시기 바랍니다.

- 비타민K 비의존성 경구항응고제(NOAC)는 혈액을 묽게 하며, 혈전의 위험을 감소시킵니다.
- NOAC은 기존 사용되던 와파린에 비해 비판막성 심방세동 환자에서 그 효과와 안정성이 충분히 입증되었습니다. 특히 출혈(뇌출혈 등) 부작용 측면에서 와파린에 비해 현저히 낮은 위험도를 가집니다.
- 처방 받은 NOAC을 복용하지 않는 것은 혈전으로부터 보호되지 않는 것을 의미합니다.
- 처방 받은 대로 정확하게 하루 한 번 복용하세요.
- 혈전과 뇌졸중 발생을 예방하기 위해서는 약물을 건너뛰지 않고 꾸준히 복용하는 것이 중요합니다.
- 의사와 상의 없이 약물을 중단하지 마세요.
- 심한 외상이나 출혈 발생 시, 의사와 상의하세요.
- 의사와 상관없이 다른 약물을 추가 복용하지 마세요. 일반의약품인 진통제와 같이 단기간 복용하는 약물도 의사와 상의가 필요합니다.
- 치과의사나 외과의사 등 다른 의료 진료 전에 이 약물을 복용하고 있음을 알립니다.

이럴 땐, 어떻게 해야 하나요?

1. 어떤 경우 의사에게 상담해야 하나요?

출혈은 항응고제의 가장 일반적인 부작용입니다. 그러나, 뇌졸중 위험이 출혈 위험보다 위험한 경우 의사들은 항응고제를 처방하고 있습니다. 아래의 출혈 증상이 있는 경우에는 의사와 상담하세요.

- 비정상적인 멍, 코피, 잇몸 출혈이나 상해 부위에서 오랫동안 출혈이 멈추지 않을 때
- 평소보다 생리혈이나 질출혈이 많을 때
- 소변에 피가 섞여 나오거나, 검거나 빨간 변이 나올 때
- 기침 시 피가 나오거나, 피를 토할 때
- 어지럽거나, 창백해지고, 힘이 없어질 때

2. 약물 복용을 잊었을 때는 어떻게 해야 하나요?

- 복용을 잊은 경우에는 바로 1회 복용량을 복용합니다.
  (2회 복용량을 한꺼번에 복용하지 않도록 합니다.)
- 12시간 이상 경과 후, 다음 약을 복용합니다.

3. 2회 복용량을 한꺼번에 복용한 경우에는 어떻게 해야 합니까?

- 다음날 복용을 건너뛰지 않고, 정상적으로 복용을 지속합니다.

함께 복용 중인 약물

함께 복용 중인 항혈소판제:
종류, 적응증, 시작/종료 일자 등

....

....

약물이름	용량

별첨 2. 다비가트란이나 아픽사반을 복용하는 환자 관리 카드

응급시 연락 정보

이 환자에게 응급 상황이 발생했을 때에는,
아래의 연락처로 연락 부탁드립니다.

이름:
전화번호:

이름:
전화번호:

진료 병원 및 담당 의사 정보

병원명:

의사명:

주소:

전화번호:

환자께서는 이 카드를 항시 휴대하시기 바랍니다.
그리고, 진료 시에는 의사나 치과의사 및 약사,
간호사 등의 의료진에게 보여주시기 바랍니다.

- 비타민K 비의존성 경구항응고제(NOAC)는 혈액을 묽게 하며, 혈전의 위험을 감소시킵니다.
- NOAC은 기존 사용되던 와파린에 비해 비판막성 심방세동 환자에서 그 효과와 안정성이 충분히 입증되었습니다. 특히 출혈(뇌출혈 등) 부작용 측면에서 와파린에 비해 현저히 낮은 위험도를 가집니다.
- 처방 받은 NOAC을 복용하지 않는 것은 혈전으로부터 보호되지 않는 것을 의미합니다.
- 처방 받은 대로 정확하게 **하루 두 번** 복용하세요.
- 혈전과 뇌졸중 발생을 예방하기 위해서는 약물을 건너뛰지 않고 꾸준히 복용하는 것이 중요합니다.
- 의사와 상의 없이 약물을 중단하지 마세요.
- 심한 외상이나 출혈 발생 시, 의사와 상의하세요.
- 의사와 상관없이 다른 약물을 추가 복용하지 마세요. 일반의약품인 진통제와 같이 단기간 복용하는 약물도 의사와 상의가 필요합니다.
- 치과의사나 외과의사 등 다른 의료 진료 전에 이 약물을 복용하고 있음을 알립니다.

이럴 땐, 어떻게 해야 하나요?

1. 어떤 경우 의사에게 상담해야 하나요?

출혈은 항응고제의 가장 일반적인 부작용입니다. 그러나, 뇌졸중 위험이 출혈 위험보다 위험한 경우 의사들은 항응고제를 처방하고 있습니다. 아래의 출혈 증상이 있는 경우에는 의사와 상담하세요.

- 비정상적인 멍, 코피, 잇몸 출혈이나 상해 부위에서 오랫동안 출혈이 멈추지 않을 때
- 평소보다 생리혈이나 질출혈이 많을 때
- 소변에 피가 섞여 나오거나, 검거나 빨간 변이 나올 때
- 기침 시 피가 나오거나, 피를 토할 때
- 어지럽거나, 창백해지고, 힘이 없어질 때

2. 약물 복용을 잊었을 때는 어떻게 해야 하나요?

- 복용을 잊은 경우에는 바로 1회 복용량을 복용합니다. 하지만 다음 약제 복용까지의 시간이 6시간 미만으로 남았을 경우 깜박한 용량을 건너뛰고 다음 약제 복용 시간에 약을 복용합니다.

3. 2회 복용량을 한꺼번에 복용한 경우에는 어떻게 해야 합니까?

- 다음 복용을 건너뛰고 24시간 후에 다시 복용을 재개합니다.

함께 복용 중인 약물

함께 복용 중인 항혈소판제:

종류, 적응증, 시작/종료 일자 등

....

....

약물이름	용량

방문일정

일자, 방문 과 또는 검사 장소, 해야할 일 등

비타민K 비의존성 경구항응고제(NOAC)
복용 환자를 위한
심방세동 경구용 항응고제 카드

환자이름:

생년월일:

주소:

경구용 항응고제:

용량:

복용 시간:

음식물 관련:

시작: 년 월 일

2022 대한부정맥학회

심방세동 환자에서 비타민 K 비의존성 경구용 항응고제 (NOAC) 사용 지침

인 쇄 2022년 5월 4일
발 행 2022년 5월 9일

펴낸이 심방세동 진료 지침 개발위원회
펴낸곳 대한부정맥학회 Korean Heart Rhythm Society

인 쇄 전남대학교출판문화원
등 록 1981. 5. 21. 제53호
주 소 61186 광주광역시 북구 용봉로 77
전 화 (062) 530-0571~2
마케팅 (062) 530-0573
팩 스 (062) 530-0579
홈페이지 http://www.cnup.co.kr
이메일 cnup0571@hanmail.net

값 **20,000 원**

ISBN 978-89-6849-881-7 (93510)

후원 : PACEN PAtient-CENtered Clinical Research Coordinating Center 환자중심 의료기술 최적화 연구사업단